Ron O'Grady

Die Vergewaltigung der Unschuldigen

Ron O'Grady

Die Vergewaltigung der Unschuldigen

Herausgegeben von der

Fachstelle für Ferntourismus des ZEB

Mit einem Vorwort von Martin Stäbler

E • C • P • A • T

HORLEMANN

Die Deutsche Bibliothek – CIP-Einheitsaufnahme

O'Grady, Ron:
Die Vergewaltigung der Unschuldigen : Kinderprostitution und Prostitutionstourismus / Ron O'Grady. Hrsg. von der Fachstelle für Ferntourismus des ZEB. Mit einem Vorw. von Martin Stäbler. ECPAT. – Unkel/Rhein ; Bad Honnef : Horlemann, 1995
Einheitssacht.: The rape of the innocent <dt.>
ISBN 3-89502-028-1

Herausgegeben von der Fachstelle für Ferntourismus
des Zentrums für Entwicklungsbezogene Bildung (ZEB)
Nikolaus-Otto-Straße 13, 70771 Leinfelden-Echterdingen

Erstveröffentlichung 1994:
"The Rape of the Innocent"
von: End Child Prostitution in Asian Tourism – ECPAT
328 Phaya Thai Road, Bangkok 10400, Thailand

Übersetzt aus dem Englischen im Auftrag
des Zentrums für Entwicklungsbezogene
Bildung von Diethelm Hofstra.

Gedruckt in Deutschland

Horlemann-Verlag
Unkel / Rhein und Bad Honnef
Postfach 1307
53583 Bad Honnef

1 2 3 4 5 / 97 96 95

Inhalt

Vorwort
9 Die Vergewaltigung der Unschuldigen
14 Kinder in Sklaverei
28 Menschenhandel über Grenzen
39 Die Pädophilen
53 Gedanken zum Stichwort Menschlichkeit
58 Sextouristen in Asien
79 Die neuen Pornographen
88 Die Gefahr AIDS
96 Vom Zorn zum Handeln
100 Auf der Suche nach politischen Veränderungen
110 Vollstreckung der Gesetze
121 Information
129 Ausbildung
138 Die Kinder davor bewahren

Anhang
148 Statistiken über Kinderprostitution
152 Grafiken »Internationaler Menschenhandel«
155 27. Strafrechtsänderungsgesetz »Kinderpornographie« – Kommentar und Gesetzestexte
163 Vertrag von terre des hommes mit bundesdeutschen Reiseverantsaltern
169 Material und Literatur
173 Adressen
174 ECPAT

0

Vorwort

Angenehme Lektüre kann dieses Buch nicht bieten, trotzdem ist es wichtig, daß Sie es aufmerksam lesen. »Die Vergewaltigung der Unschuldigen« handelt von Kindern in armen Ländern des Südens, die in der Prostitution ausgebeutet werden, von den Ursachen und Wegen, die sie dorthin geführt haben, von den Männern, die sie benutzen; es beschreibt, fragt, folgert und fordert. Die Schilderungen über die Situation »dort« machen aber um so deutlicher, daß auch »hier« Fundamentales in Unordnung geraten ist.

Durch den sich ausweitenden Tourismus gelangen schließlich zahlreiche Männer aus Deutschland sowie aus fast allen anderen Industriestaaten des Nordens in die armen Länder des Südens und finden sich dort dann unter den »Ausbeutern« und »Tätern«.

Die Arbeit der internationalen Kampagne gegen Kinderprostitution im Zusammenhang mit Tourismus (ECPAT) deren Koordinator Ron O'Grady, der Autor dieses Buches, ist, hat wesentlich dazu beigetragen, diese Problematik weltweit bekannt zu machen. Regierungen und wichtige internationale Organisationen unterstützen die Arbeit von ECPAT. In etlichen Ländern wurden inzwischen Gesetze geschaffen oder entsprechend geändert, damit die »Täter« auch in ihrem Heimatland gerichtlich verfolgt werden können. Diese ersten Fortschritte sind erfreulich und ermutigend. Aber sie können nur ein Anfang sein, der zielstrebig weiter verfolgt werden muß.

Auf Anregung von ECPAT findet deshalb vom 27. bis 31 August 1996 in Stockholm ein Weltkongreß statt, zu dem die schwedische Regierung eingeladen hat. Er steht unter dem Thema: »Die kommerzielle sexuelle Ausbeutung von Kindern«. Vertreterinnen und Vertreter von Regierungen, internationales Organisationen, Nichtregierungsorganisationen und Wissenschaft aus allen Teilen der Welt werden Informationen über Hintergründe, Zusammenhänge, Ausmaß und Formen dieses Unrechts zusammentragen und diskutieren. Vor allem aber sollen von den anwesenden Regierungsvertretern weitreichende und konkrete Maßnahmen beschlossen werden, die es ermöglichen und dazu verpflichten, wirkungsvoller zu handeln, als es bislang geschieht.

Alle, die dazu etwas beitragen wollen und können, werden aus Ron O'Gradys neuem Buch wichtige Informationen und wertvolle Anregungen erhalten. Weiterführende Informationen geben auch die im Anhang aufgeführten Stellen.

Martin Stäbler

Martin Stäbler ist Leiter der Fachstelle Ferntourismus bei Dienste in Übersee (DÜ) und Mitglied im Vorstand von ECPAT.

1

Die Vergewaltigung der Unschuldigen

Wie konnte es geschehen?

Wenn die Welt auch im 22. Jahrhundert noch Bestand hat, werden künftige Geschichtswissenschaftler wohl danach fragen, wie die Gemeinschaft der Menschen es zum Ende des 20. Jahrhunderts in so verantwortungsloser Weise zulassen konnte, daß mehrere Millionen Kinder wie Sklaven für die Befriedigung der sexuellen Neigungen von Erwachsenen zur Verfügung gehalten wurden. Sie werden diese entsetzliche Wahrheit mit Fug und Recht mit der Verdorbenheit Roms im 2. Jahrhundert und dem weit verbreiteten Übel der Sklaverei im 18. Jahrhundert vergleichen.

Warum haben wir nicht eingegriffen?

Objektiv betrachtet ist Kinderprostitution in unseren Tagen so weit verbreitet, weil die meisten Menschen lange nichts davon ahnten, daß es sie gibt. Da sich die Aktivitäten sehr im Verborgenen abspielen, wußten selbst vor gerade einmal fünf Jahren nur wenige unserer Zeitgenossen darüber Bescheid, daß überall auf der Welt kleine Kinder in winzige Räume gesperrt und gezwungen werden, Nacht für Nacht zehn, zwanzig oder dreißig Kunden zu empfangen, die Sex suchen.

1990 wies eine Gruppe asiatischer Wissenschaftler zum ersten Mal auf das gewaltige Ausmaß hin, in dem sich die Kinderprostitution in vielen asiatischen Ländern ausbreitete. Als sie damals die Ergebnisse ihrer Nachforschungen im Rahmen einer Konferenz vorlegten, zeigten sich die Teilnehmer vom Umfang der Problematik überrascht, und ihre Überraschung steigerte sich zur Bestürzung, als sie erkennen mußten, daß die rasante Zunahme von Fällen zu einem nicht unerheblichen Teil auf die Nachfrage nach Kindern durch Pädophile und Sextouristen aus der westlichen Welt zurückzuführen war.

Auf diese aufsehenerregenden Enthüllungen reagierten verschiedene Organisationen mit der Entscheidung, eine internationale Kampagne zur Beendigung der Kinderprostitution im asiatischen Tourismus ins Leben zu rufen. Unter dem Namen ECPAT – End Child Prostitution in Asian Tourism – wurde im Januar 1991 ein internationales Büro in Bangkok eröffnet.

Als ECPAT 1991 die Nachforschungen in der Unterwelt der Sexindustrie aufnahm, war es zunächst einmal schwierig, die Öffentlichkeit davon zu überzeugen, daß Kinderprostitution tatsächlich existierte. Während einer Amerikareise wurden meine Ausführungen immer wieder von den Zuhörern angezweifelt. »Sie spielen die Angelegenheit hoch«, hielt man mir laufend entgegen. »Ich glaube einfach nicht, daß Männer aus Amerika nach Asien reisen, um dort derartige Dinge mit den armen, kleinen Kindern zu tun.« Zweifel und Argwohn schlugen uns allenthalben entgegen.

Das war vor drei Jahren. Mittlerweile aber hat sich die Situation grundlegend geändert, denn Puzzlestein um Puzzlestein stießen Menschen rund um den Globus auf immer neue Beweise für den sexuellen Mißbrauch von Kindern.

Zunächst wurden einige Fälle aufgedeckt, die auf ein breiteres Hintergrundspektrum hindeuteten. Zwei von ihnen sind in meinem vorigen Buch »Gebrochene Rosen« (Horlemann-Verlag, 1992) detaillierter geschildert.

Da war der österreichische Tourist Heinrich Ritter, der Gegenstände in die Vagina des jungen philippinischen Mädchens Rosario Baluyot einführte. Rosario starb an den Folgen des Mißbrauchs. Ritter wurde wegen Mordes zu einer Gefängnisstrafe verurteilt, schon bald jedoch aufgrund juristischer Mängel des Urteils wieder auf freien Fuß gesetzt.

Da war der unbescholtene Mormone Mark Morgan, ein älterer Herr, der in Bangkok ein Heim für Straßenkinder gründete, das in Zeitungsbeiträgen für die Art und Weise, wie hier kleinen Jungen geholfen wurde, lobende Erwähnung fand. Er wurde verhaftet, nachdem er als Pädophiler identifiziert war, der in seiner Obhut befindliche Kinder zur Befriedigung seiner sexuellen Neigungen mißbrauchte und sie auch anderen amerikanischen Pädophilen zur Verfügung stellte. Die Presse berichtete ausgiebig über diese Vorfälle, die erste Hinweise auf die dahinterstehende Realität gaben, daß in der asiatischen Gesellschaft Dinge geschahen, die sehr ernst und sehr unredlich waren.

ECPAT machte sich an die mühselige Suche nach Fakten. Es galt, Menschen aufzusuchen, Fragen zu stellen und die alltäglichen Begebenheiten in den ländlichen Gebieten und Städten Asiens zu beobachten. Und dann erhielten wir aus einer unerwarteten Ecke Unterstützung: Es dauerte nur wenige Monate, bis Medienvertreter in großer Zahl nach Asien entsandt wurden, um dort eigene journalistische Recherchen anzustellen oder Materialien für eine Dokumentation über Kinderprostitution vorzubereiten. Durch die tragischen Schicksale, die sie ans Tageslicht brachten, wurde klar, bis zu welchem Ausmaß sich die Kinderprostitution in vielen Teilen Asiens ausgebreitet hatte. Verschiedene Medienrepräsentanten haben einen unschätzbaren Beitrag zur Aufdeckung des Übels der Kinderprostitution geleistet.

Schon bald hatten wir mit vielen engagierten Asiaten Bekanntschaft geschlossen, die das Problem der Kinderprostitution in ihrer Stadt oder ihrem Dorf erkannt und begonnen hatten, etwas dagegen zu unternehmen. Es waren vorwiegend örtliche Schullehrer, Sozialarbeiter, Dorfoberhäupter und Hausfrauen, doch in ihren Reihen gab es auch Ausländer, die Asien besucht hatten und sich darüber empörten, daß Kinder zu solchen Zwecken mißbraucht wurden. Wir hörten viele ermutigende Geschichten über aufopferungsvolles individuelles Handeln, welches jungen Menschen verholfen hatte, einer Existenz zu entfliehen, die dem Tode näherstand als dem Leben.

Einige derjenigen, die sich vor Ort engagierten, wurden mit Gewaltanwendung oder gar Mord bedroht, weil sie gegen angestammte Interessen der kriminellen Unterwelt handelten, die ihren lukrativen Handel mit den Körpern von Kindern aufrechterhalten will. Es verdient eine besondere Würdigung, daß diese Menschen Mut bewiesen haben und sich von solchen Drohungen nicht einschüchtern ließen.

Unsere Organisation, ECPAT, braucht ihre Existenz heute nicht mehr zu rechtfertigen. Die entsetzliche Tatsache, daß Kinder zu Hunderttausenden in die Prostitution gezwungen werden, hat sich inzwischen im Bewußtsein der Öffentlichkeit festgesetzt. Auf dieser Grundlage müssen wir weiterarbeiten. Die Herausforderung besteht nun darin, den Schlüssel zu finden, wie diesem Verbrechen gegen die Menschlichkeit ein für allemal ein Ende zu machen ist. Zumindest scheint der Wille dazu vorhanden zu sein – selbst bei einigen zögerlichen Politikern. Wir sind gefordert, die Strategien darzulegen, die eine Veränderung bewirken können.

Das vorliegende Buch ist nur ein kleiner Beitrag zur Suche nach Lösungen. Es ist als Fortsetzung von »Gebrochene Rosen« zu betrachten, dem Buch, das ECPAT vor zwei Jahren herausgebracht hat.

Die englischsprachige Originalausgabe mit dem Titel »The Child and the Tourist« ist inzwischen vergriffen, doch in mehreren Übersetzungen ist das Werk noch erhältlich. Wir waren vor die Entscheidung gestellt, eine aktualisierte Neuauflage zu publizieren, doch wir sahen davon ab.

Da die Dinge während der vergangenen beiden Jahre in Bewegung geraten sind, erschien es uns sinnvoller, die ganze Geschichte neu zu schreiben, um einen Überblick über die Entwicklung seit 1992 anzubieten. Im ersten Teil des vorliegenden Buches sind Lehren verarbeitet, die aus verschiedenen Geschichten, die in den vergangenen beiden Jahren enthüllt wurden, gezogen werden konnten. Im zweiten Teil wird die Suche nach einer dauerhaften Lösung fortgesetzt.

ECPAT blickt auf drei Jahre Arbeit zwischen 1991 und 1993 zurück und wird ihre Arbeit bis Ende 1996 weiterführen. Es wäre erfreulich, am Ende dieser Arbeitsperiode feststellen zu dürfen, daß sich die Welt auf dem richtigen Weg befindet, dieser modernen Form der Sklaverei von Kindern ein Ende zu bereiten.

Und wenn es zu jenem Zeitpunkt noch nicht so weit ist, dann laßt uns zumindest darauf hoffen, daß spätestens im Jahre 2000 eine Lösung gefunden ist. Es würde dazu beitragen, unserem Einzug ins 21. Jahrhundert – in die Zukunft – ein wenig mehr Bedeutung zu verschaffen, wenn wir ihn in dem Gefühl vollziehen dürfen, die Zukunft der Menschlichkeit durch den ebenso kämpferischen wie notwendigen Schritt, unsere eigenen Kinder zu schützen, verteidigt zu haben.

2

Kinder in Sklaverei

Die Dinge veränderten sich rasch in den Bergen. Aus der Ferne fraß sich das unheilvolle Heulen der Kettensägen, die Hektar um Hektar an Nutzholz vernichteten, immer näher heran. Von Zeit zu Zeit trieb die Nachricht, daß sich Soldaten der burmesischen Armee über die Bergpfade bewegten, die Dorfbevölkerung in versteckte Höhlen, wo sie sich Schutz versprach, doch mit der allmählichen Zerstörung des Waldes verringerte sich auch die Anzahl der Rückzugsgebiete, die größeren Gruppen Verstecke boten.

Anna war in jenem Dorf aufgewachsen.[1] Ihr Name deutete das christliche Erbe der Karen-Bevölkerung an, dem Stamm ihrer Vorfahren. Sie hatte ihre Kindheit nahezu frei von Ängsten verlebt, denn der ewige Kreislauf von einer Reisernte zur nächsten, der über die Jahrhunderte hinweg den Lebensrhythmus der Bergbevölkerung bestimmt hatte, vermittelte ein Gefühl von Sicherheit und Frieden. Jetzt aber war alles in Veränderung geraten. Unter den Älteren der Dorfgemeinschaft hatte sich eine Atmosphäre der Besorgnis, wenn nicht gar der Angst ausgebreitet, die sich auf die heranwachsende junge Generation übertrug. Anna war sich bewußt, daß sie in eine ungewisse Zukunft blickte, denn der Boden drohte, dem Dorf keinen ausreichenden Lebensunterhalt mehr zu geben, und andere Arbeit stand nicht in Aussicht. Und wie es für alle anderen jungen Menschen der Region zutraf, vervielfachte sich auch ihre Unsi-

1 Die Geschichte von Anna (Name geändert) ist nach zwei wahren Begebenheiten konstruiert.

cherheit bei dem Gedanken, daß vielleicht eines Tages das Militär einrücken werde.

Dann war jener schreckliche Morgen angebrochen, an dem die Hügel ringsum vom Rattern der Maschinengewehre widerhallten und alsbald die Nachricht die Runde machte, daß eine burmesische Militäreinheit ein nahes Nachbardorf eingekreist hatte. Man sandte Späher aus, die der versammelten Dorfgemeinschaft bei ihrer Rückkehr eine Geschichte präsentierten, die von Horror und Brutalität überquoll. Offensichtlich waren die burmesischen Soldaten der Überzeugung, daß die männlichen Bewohner des Nachbardorfs samt und sonders aktive Mitglieder der Karen-Befreiungsarmee seien und das Dorf folglich ein Zentrum der Befreiungsfront sein müsse. Nachdem sie einen engen Ring um das Dorf gezogen hatten, trieben sie die männlichen Bewohner in die nahen Wälder, um ihnen dort mit unvorstellbar grausamen Foltermethoden das Geständnis abzupressen, Terroristen zu sein. Dann wurden die Gefolterten gezwungen, ein großes Loch auszuheben, und als dieses tief genug war, wurden sie erbarmungslos über den Haufen geschossen und in das Grab, das sie für sich selbst hatten schaufeln müssen, hineingeworfen. Unterdessen waren die 120 Frauen des Dorfes hinüber zu den Kirchengebäuden gebracht und dort eingesperrt worden. Über Stunden gingen die Soldaten nach Belieben ein und aus und vergewaltigten viele der wehrlosen Dorfbewohnerinnen. Schließlich wurden Frauen und Kinder aneinandergebunden und abtransportiert. Kinder, die nicht schnell genug vorankamen, wurden ihren Müttern entrissen und am Straßenrand in den Staub geschleudert. Die jungen Mädchen zwischen zehn und neunzehn Jahren wurden aussortiert und in Richtung thailändische Grenze geschafft, wo sie mit großer Wahrscheinlichkeit in die Prostitution verkauft wurden. Bevor sie das Dorf verließen, steckten die Soldaten im Bestreben, jeden Beweis für ihren Raubzug zu vernichten, alle Gebäude in Brand.[2]

Im Nu sprach sich in den Bergen herum, was geschehen war. Annas Eltern setzten sich mit anderen älteren Dorfbewohnern zusammen, um zu beraten, was zu tun sei. In erster Linie dachten sie darüber nach, wie die Kinder vor Mißbrauch bewahrt werden konnten. Es wurden Ideen ausgetauscht, und schließlich einigte man sich darauf, einige der jungen Mädchen zu einem Flüchtlingslager an der thailändischen Grenze zu schicken, wo sie um Schutz und gegebenenfalls um Asyl nachsuchen sollten.

Anna, gerade vierzehn Jahre alt, und zwei ihrer Freundinnen waren die ersten, die fortgingen. Es war ein tränenreicher Abschied von Eltern, Freundinnen und dem Dorf, in dem sie zu Hause gewesen war. Zusammen mit den beiden anderen Mädchen im Teenageralter und einem älteren Mann als Führer machte sie sich auf den Weg in Richtung Grenze. Keines der Mädchen sollte das Heimatdorf wiedersehen.

Das Flüchtlingslager befand sich in einem erbärmlichen Zustand. Die Flüchtlinge wurden zumeist ignoriert und blieben sich selbst überlassen, so daß sie versuchen mußten, das Beste aus ihrer Situation zu machen. Nachdem sie zwei Monate im Lager herumgelungert hatten, war den jungen Mädchen klar, daß sich niemand ihrer annehmen würde und ihre einzige Hoffnung darin bestand, ihr Glück in einer größeren Stadt zu versuchen. Seitdem es einigen jungen Burmesinnen geglückt war, eine akzeptable Arbeit in einem Geschäft oder einer Fabrik zu finden, begann sich unter den Flüchtlingen ein kleines Netzwerk der gegenseitigen Hilfe zu entwickeln. Anna schloß sich einem anderen Mädchen zu einer Reise nach Bangkok an, um dort eine Burmesin zu treffen, die ihr Hilfe versprochen hatte. Die Reise selbst verlief ohne Zwischenfälle, doch am Zielbahnhof fand sich

---

2 Diese Geschichte basiert auf einem Tatsachenbericht über die Zerstörung des Dorfes Ludengpara, der vom Sonderberichterstatter der Vereinten Nationen über die Situation der Menschenrechte, Prof. Yozo Yokota, verfaßt wurde. Das Massaker geschah im Februar 1992.

Anna vom Glück verlassen, als sie in eine allgemeine Polizeikontrolle geriet und sich nicht ausweisen konnte. Sie wurde zur illegalen Einwanderin erklärt, vorübergehend ins Gefängnis geworfen und nach Ablauf einer Woche in eine Stadt an der burmesischen Grenze deportiert. Da sie kein Geld bei sich hatte, steckte man sie in ein Lager, wo sie zum ersten Mal vergewaltigt wurde, und zwar von einem der burmesischen Wächter.

Wenige Tage später kam eine burmesische Frau, die Anna gegen Kaution auslöste. Die Frau entpuppte sich als eine der zahlreichen Kupplerinnen im Sexhandel und brachte Anna sowie drei weitere Mädchen mit dem Schiff in die Küstenstadt Ranong. Dieser Seehafen ist ein wichtiges industrielles Zentrum nahe der südlichen Grenze zwischen Thailand und Burma. Die Stadt erzeugt Tag für Tag Waren im Wert von umgerechnet über einer halben Million amerikanischer Dollar und trägt damit stark zur wirtschaftlichen Entwicklung Thailands bei. Sie erwirtschaftet ihr Geld durch ihre Schlüsselposition auf Thailands inländischem Markt für Meeresfrüchte sowie als Zentrum für den Export von Meeresfrüchten. In den vergangenen Jahren ist Thailand weltweit zum führenden Exporteur vieler Arten von Meeresfrüchten geworden, und Ranong hat in dieser Entwicklung eine zentrale Rolle gespielt.

Die Wirtschaft der Stadt wird in hohem Maße von schlecht bezahlten burmesischen Fischern und Arbeitern getragen, die Fischfang in den ressourcenreichen Gewässern vor Burmas Küste betreiben. Da die Fischvorkommen in Thailands Gewässern für die kommerzielle Ausbeutung unzureichend sind, erzielen thailändische Unternehmen ihren Profit aus der Fischerei in burmesischen Gewässern. Dort geben die Schriftzüge auf den Bordaußenwänden der Kutter davon Zeugnis, daß die gesamte Fischereiflotte mit burmesischen Seeleuten bemannt ist und unter burmesischen Kapitänen fährt, aber in Wahrheit fischen sie alle unter Vertrag mit thailändischen Eigentümern, und die Profite wandern nach Thailand. Mit über 100.000 burmesischen Seeleuten, die illegal in Ranong leben, und Abertausenden mehr, die in Fabriken oder Bauprojekten arbeiten, übertrifft der burmesische Bevölkerungsanteil der Stadt den der thailändischen um das Vierfache.

Jeden Tag ankern über 300 burmesische Fischkutter im Hafen von Ranong. Das heißt, daß sich allnächtlich Zehntausende von Seeleuten im Hafengebiet aufhalten, die von ihren Familien getrennt sind und oft über Monate hinaus nicht nach Hause kommen werden. Mit seinen vierzig Bordellen und einer unüberschaubaren Zahl von Bars und Massagesalons ist der Rotlichtbezirk für diese Männer während ihres Aufenthalts im Hafen von Ranong ein zentrales Anlaufziel. Es kümmert sie nicht, daß die jungen Frauen in den Etablissements sehr häufig noch minderjährig sind und viele von ihnen mutmaßlich mit dem AIDS-Virus oder anderen sexuell übertragbaren Krankheiten infiziert sind.

Polizeichef Sudjai Yanrat weist ausdrücklich darauf hin, daß Ranong als Sonderzone für myanmarische (burmesische) Arbeiter ausgewiesen ist. »Aus diesem Grund«, sagt er, »ist es nicht ungewöhnlich, daß es das Problem der Prostitution gibt. Ich empfinde es als beschämend, thailändische Prostituierte von myanmarischen Männern besuchen zu lassen, und deshalb bin ich so flexibel, es myanmarischen Prostituierten zu gestatten, hier zu arbeiten. Die meisten ihrer Kunden sind myanmarische Männer. Wenn wir hier in Ranong keine Bordelle zuließen, würden die myanmarischen Fischer Verbrechen begehen und anderes Unheil stiften.«[3]

An ihrem fünfzehnten Geburtstag kam Anna in Ranong an, wo sie zusammen mit einem anderen burmesischen Mädchen in einen kleinen Raum gesperrt wurde. Die Mädchen in dem Bordell waren nahezu ausnahmslos burmesischer Herkunft, doch obwohl alle sehr freundlich zu Anna waren, hatte sie aufgrund der unterschiedlichen Dialekte

3 »Ranong Brothel Raids Net 148 Burmese Girls« In: The Nation. Bangkok. 16. Juli 1993.

große Schwierigkeiten, sich mit ihnen zu verständigen. Ihr Leben verkam immer mehr zu einem Alptraum. Allabendlich kamen burmesische Seeleute in ihren kleinen Verschlag, die ihre eigenen enttäuschten Lebenserwartungen durch körperlichen Mißbrauch des hilflosen jungen Mädchens abreagierten. Wenn sie sich beklagte, bezog sie von den Bordellwächtern obendrein Prügel und mußte sich vorhalten lassen, ein undankbares Kind zu sein.

Die Kunden weigerten sich, Kondome zu benutzen, und bald war Anna schwanger. An ihrer Situation änderte dies nichts. Nach wie vor verlangte man ihr ab, jede Nacht eine bestimmte Anzahl Kunden zu empfangen. Als sie im dritten Monat schwanger war und ihre Schmerzen unerträglich wurden, äußerte sie gegenüber den Wächtern, daß sie nicht weitermachen könne. Daraufhin beauftragte der Betreiber des Bordells die Wächter, eine Fehlgeburt herbeizuführen. Diese traktierten Annas Gesäß mit Holzknüppeln und schlugen ihr mit den Fäusten in den Unterleib, bis sie Blut spuckte und das Bewußtsein verlor. Ein paar junge Frauen aus dem Bordell warfen ihre Trinkgelder zusammen und schafften es irgendwie, Anna mit einer Motorradrikscha in ein Krankenhaus bringen zu lassen. Sie verlor ihr Kind, doch ihr eigenes Leben konnten die Ärzte retten.

Währenddessen äußerte in Bangkok Premierminister Chuan Leekpai in einer öffentlichen Erklärung, daß die Kinderprostitution ausgemerzt werden müsse. Zu denjenigen, die seinen Appell vernahmen, gehörte auch der Student Yin Htwe, ein burmesischer Dissident. Yin besuchte Ranong und war schockiert von dem, was er in den drei Bordellen in der Nähe des Fischereipiers sah. Hunderte von Mädchen aus seinem Heimatland wurden in einem alten, mit hohen Mauern umgebenen und von bewaffneten Männern bewachten Gebäude als Sexsklavinnen in winzigen Verschlägen gefangengehalten. Die Verschläge waren zwei mal zweieinhalb Meter groß und mit einem zementierten Bett mit Matratze ausgestattet, auf der die Mädchen ihre Kunden bedienen mußten. Die Bordellbesucher wurden von den Wächtern durchsucht. Yin erarbeitete eine Dokumentation über die Situation in Ranong, die er sowohl der Polizei als auch der *Zentrale für den Schutz der Rechte von Kindern* vorlegte. Aus Angst um sein Leben reiste er schließlich in die USA aus, wo er politisches Asyl erhielt.

Am 14. Juli 1993 trat die Polizei in Aktion. Unter Leitung des Polizeihauptkommissars Bancha reisten, mit M-16 Gewehren bewaffnet, von Bangkok her 35 Mitarbeiter der Touristenpolizei und ein Sonderkommando an. Sie erhielten Verstärkung durch Polizisten aus Haatyai und Phuket. Die Einheimischen rieben sich verwundert die Augen, als die sorgfältig gedrillte Stadtpolizei die Bordelle von Vida, Victoria und Sonthaya umstellte. Inhaber und Betreiber dieser drei großen Bordelle war eine mächtige lokale Größe namens Pinai Nakaew, ein ehemaliger Polizeihauptgefreiter.

Das Magazin *Time* berichtete über die Razzia: »Offizielle der thailändischen *Zentrale für den Schutz der Rechte von Kindern* gaben sich als Kunden aus; nur wenige Minuten später stießen Geheimagenten der Polizei nach, um die Fluchtwege abzuschneiden.

Die Zuhälter aber waren schneller als die Polizei. Beim ersten Anzeichen einer Razzia schlugen sie die schweren Stahltüren zu. Polizei und Sonderkommando verschafften sich mit Gewalt Eintritt. Scharen von Mädchen im Alter zwischen 15 und 20 Jahren kauerten sich ängstlich zusammen, als die Polizisten die engen Verschläge stürmten, in denen die jungen Frauen zur Prostitution gezwungen wurden.«[4]

Einer der Polizisten beschrieb die Stätte wie folgt: »Wie konnten Menschen an einem solchen Ort nur Sex haben? Solch eine Umgebung muß doch alle Stimmung und jegliches Verlangen nach Sex abtöten.« Und Theerapol Veerawat von der *Zentrale für den Schutz der Rechte von Kindern* drückte es noch drastischer aus: »In dem Gebäude hing ein fürch-

4 Time-Magazin. 2. August 1993.

terlicher Gestank. Es gab keine anständigen Toiletten. Es war ein richtiges Drecksloch.«[5]

Es brach ein Höllenspektakel los, als die ängstlichen jungen Frauen losrannten, um sich in Sicherheit zu bringen. Doch es gab keinen Fluchtweg. Das gesamte Gebäude war in zahlreiche enge Verschläge unterteilt. Eine hinter Plakaten verborgene Tür in der Rückwand, die zu einer Gasse hinausführte, durch die die Mädchen im Falle einer Razzia fliehen sollten, war von den Polizisten, die sich als Kunden ausgegeben hatten, blockiert.

Insgesamt wurden 144 junge Frauen und neun Zuhälter verhaftet. Mehrere Frauen waren schwanger, bei zweien fand man Säuglinge. Vierzig Mädchen waren jünger als achtzehn Jahre, manche gerade erst fünfzehn.

Nach der Razzia sperrte die Polizei alle Mädchen zusammen in eine einzige Gefängniszelle im Stadtzentrum von Ranong. Die Zelle war so stark überfüllt, daß sie sich zum Schlafen abwechselnd auf den Fußboden legen mußten. Sie blieben dort eingesperrt, bis man sie vor Gericht stellen und verhören konnte.

Angesichts der öffentlichen Aufmerksamkeit, die der Fall erregte, suchte das Gericht nach einer milden Lösung und verhängte nur sehr niedrige Strafen. Letztendlich wurden die jungen Frauen in die Obhut des Staatlichen Thailändischen Amtes für Öffentliche Wohlfahrt überstellt, wo sie medizinische Behandlung und eine elementare Ausbildung erhielten. Da sie nach thailändischem Gesetz illegale Einwanderer waren, schien es keine Möglichkeit zu geben, daß die Behörden es ihnen gestatten würden, in Thailand zu bleiben. Auf Druck aus Burma hin kam es schließlich zu inoffiziellen Gesprächen zwischen der thailändischen und der burmesischen Regierung über die eventuelle Repatriierung der Frauen.

In den thailändischen Zeitungen wurde offen die Befürchtung zum Ausdruck gebracht, daß den jungen Frauen

5 Kim Gooi: »Hell Hole in Myanmar Brothels« In: New Straits Times. 2. September 1993.

eine schwere Zukunft bevorstehe und sie vielleicht sogar in Lebensgefahr gerieten, wenn sie nach Burma zurückkehren müßten. Die *Zentrale für den Schutz der Rechte von Kindern* forderte nachdrücklich, daß man die Mädchen nach Bangkok bringen solle, damit die Organisation sich dort um sie kümmern könne. Sie machte geltend, daß die Mädchen im Falle der Repatriierung von der erheblichen Gefahr bedroht seien, entweder von Zuhältern zurück in Bordelle gebracht oder von der burmesischen Polizei in anderer Weise mißbraucht zu werden.

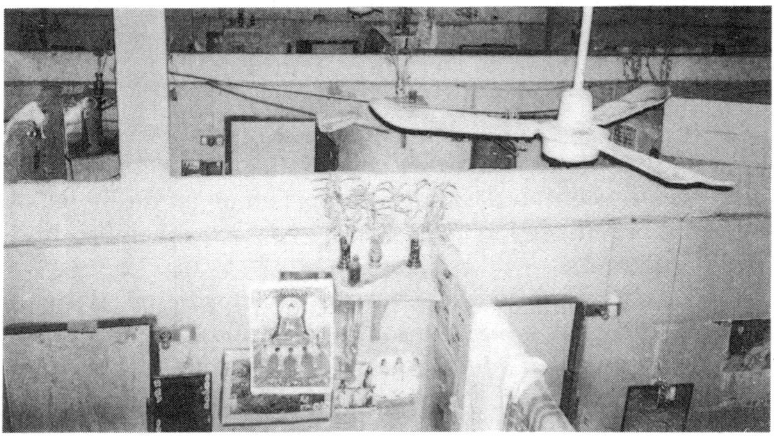

Das Bordell Vida in Ranong besteht aus 102 dicht nebeneinander gebauten engen Verschlägen mit dürftigen sanitären Einrichtungen, einer spärlichen Beleuchtung und einigen wenigen, überwiegend defekten, Deckenventilatoren.
Immer wieder geschieht es, daß man den Mädchen mit einem gespaltenen Rohrstock aus Bambus die Beine verprügelt (Bild rechts).
Die Mädchen in dem Bordell stammen fast ausnahmslos aus Burma.
Trotz Polizeirazzien stehen burmesischen Kunden in Ranong immer noch 40 Bordelle zur Auswahl.

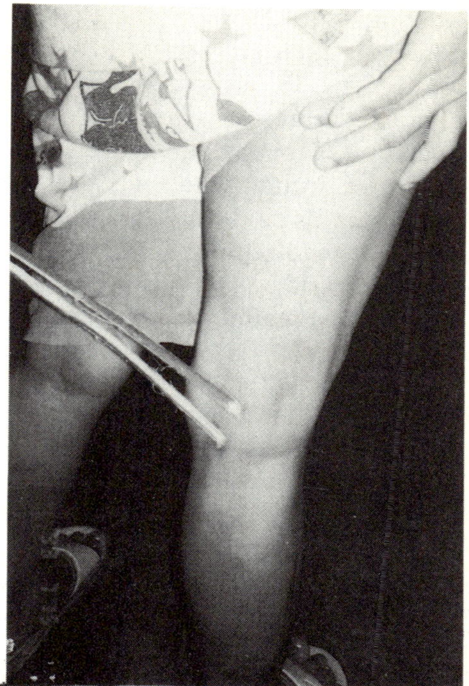

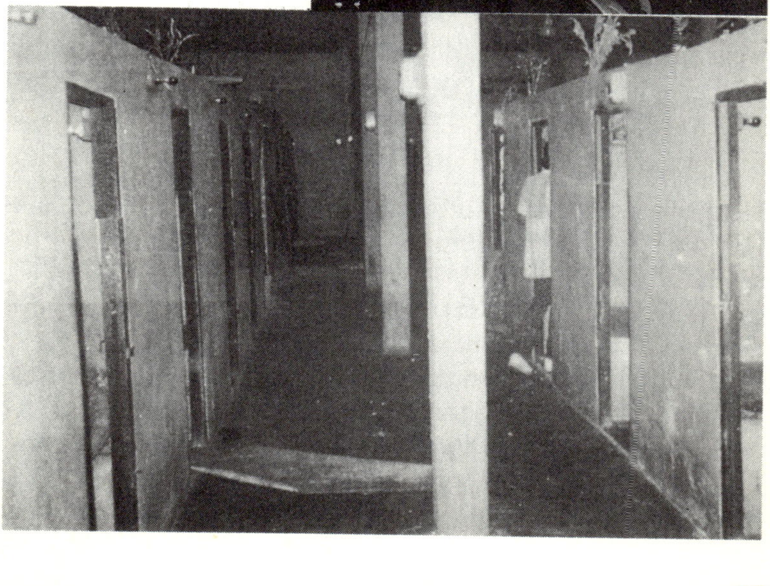

Nachdem die burmesische Regierung den thailändischen Behörden mehrere positive Zusicherungen gegeben hatte, wurden am 15. September 1993 insgesamt 95 junge Frauen über die Grenze geleitet und den burmesischen Behörden überstellt. Drei von ihnen waren jünger als achtzehn Jahre. 43 der 95 Frauen waren HIV-positiv getestet worden, eine von ihnen hatte durch die erlittenen Verprügelungen bleibende Schäden davongetragen. Anna gehörte nicht zu den Heimkehrern.

In den Monaten, die seitdem verstrichen sind, wurden zahlreiche Versuche unternommen, etwas über das Schicksal der 95 repatriierten Frauen in Erfahrung zu bringen. Die Gerüchte gediehen bis zu der Aussage, daß man den mit dem AIDS-Virus infizierten Frauen sofort nach der Rückkehr Zyanid injiziert habe. Ein anderer Bericht sprach von Erschießungen. Hingegen wußten zwei Burmabesucher, denen es gelungen war, die Frauen zu treffen, darüber zu berichten, daß zumindest einige von ihnen bei guter Gesundheit und um Integration bemüht seien.

Das Europäische Parlament forderte am 28. Oktober 1992 in einer Resolution zur Lage burmesischer Frauen, daß ein unabhängiges internationales Komitee die Erlaubnis zur Einreise nach Burma erhalten müsse, um die dortige Situation einzuschätzen, doch die burmesischen Behörden haben in keiner Weise auf diese Forderung reagiert.

Die Frauen Burmas besitzen so gut wie überhaupt keine Kenntnisse über die Hintergründe von AIDS. Der Nationale Rat zur Wiederherstellung von Gesetz und Ordnung räumt die Zahl von 74.000 HIV-Fällen im Jahre 1991 ein, während die Weltgesundheitsorganisation die Ziffer näher an die Grenze von 100.000 rückt, was bereits das Ausmaß einer wahren Krisensituation bedeuten würde. Die Angst vor einer Epidemie größeren Ausmaßes, die sowohl durch zurückkehrende Prostituierte als auch durch das in Burma weitverbreitete Drogenproblem ausgelöst werden könnte, hat im Land für Unruhe gesorgt. Immer wieder zirkulieren hartnäckige Gerüchte, daß zurückkehrende Prostituierte, die nachweislich mit dem AIDS-Virus infiziert sind, getötet würden, doch niemals ist ein spezieller Fall eindeutig nachgewiesen worden. In Ermangelung eines wirklichkeitsgetreu beobachtenden Instrumentariums in Burma können wir nur abwarten, was definitiv über das Schicksal der Heimkehrer gesagt werden kann.

Wir wissen nicht, was mit Anna geschehen ist. Sie war eine Zeitlang in einem Fürsorgeheim und ist dann verschwunden. Wird sie eines Tages einen Weg finden können, nach Hause zurückzukehren? Dies erscheint äußerst zweifelhaft. Höchstwahrscheinlich ist sie wieder an einen Bordellbesitzer verkauft worden, für den sie jetzt in einem der zahllosen schäbigen Bordelle entlang der burmesisch-thailändischen Grenze arbeiten muß. Wir wissen jedoch von einem medizinischen Test, der während ihrer Zeit im Gefängnis ergab, daß sie mit dem AIDS-Virus infiziert war. Folglich wird sie wohl keine lange Lebenserwartung haben. Wenn sie tatsächlich wieder in die Prostitution geraten ist, werden sich ihre Zuhälter aufgrund der abgestumpften Gleichgültigkeit gegenüber dem menschlichen Leben, die ihnen eigen ist, wohl kaum den Kopf darüber zerbrechen, daß sich Annas Kunden das Virus ebenfalls zuziehen können. Die Zuhälter sind einzig und allein daran interessiert, soviel kommerziellen Gewinn wie nur eben möglich aus Annas jungem Körper herauszuschinden – und dann wird sie einfach von der Bildfläche verschwinden, wie schon so viele andere Frauen in den vergangenen Jahren.

Eine Organisation zur Überwachung der Einhaltung der Menschenrechte, Asiawatch, nennt den Handel mit burmesischen Frauen und Mädchen nach Thailand »im Ausmaß seiner Effizienz und Brutalität erschreckend. Im Bestreben, die Profite zu maximieren und aus Furcht vor HIV/AIDS, dringen die Agenten bei ihrer Suche nach ahnungslosen Neulingen, die im Auftrag von Bordellbesitzern erfolgt, in immer abgelegenere Gebiete Burmas vor.«[6]

Wenn sie erst einmal in Thailand sind, gehören junge burmesische Frauen wie Anna rasch zu den unglücklichsten Geschöpfen, die es auf diesem Planeten gibt. Sie werden wie Sklaven unter menschenunwürdigsten Bedingungen gehalten und von ihren Bewachern wie der letzte Dreck behandelt. Ihre Kunden, die von den Schiffen oder aus den Fabriken kommen, mißbrauchen sie in entsetzlichster Weise. Sie haben nicht die geringsten Rechte, weil sie dem Gesetz nach illegale Einwanderer sind und deshalb nicht die Möglichkeit haben, zur Polizei zu gehen oder sich an eine organisierte Wohlfahrtsorganisation zu wenden. Da sie sich illegal im Land aufhalten, haben sie auch keinen Zugang zu medizinischer Versorgung. Und selbst wenn sie einem thailändischen Bürger begegneten, der ihnen vielleicht helfen könnte, wären sie nicht in der Lage, mit ihm in thailändischer Sprache zu kommunizieren.

Sie sind Menschen ohne Hoffnung – kaum mehr wert als eine Wegwerfware. Die Würde als Mensch ist ihnen genommen, und sie existieren nur zu dem Zweck, für eine Weile an Kunden vermietet zu werden. Sobald sie keinen kommerziellen Nutzen mehr abwerfen, läßt man sie einfach krepieren.

Dabei müßte es nicht so sein. In einer überraschend freimütigen Erklärung äußerte der Polizeihauptkommissar von Ranong: »Burmesische Prostitution ist nur ein Glied in der Kette von Problemen, die aus dem Handel mit Burma erwachsen. Es wäre ein Leichtes für die Polizei, die Übel der illegalen Immigration und der ausländischen Prostitution wirkungsvoll auszumerzen, doch ein derartiges Vorgehen würde die zerbrechliche Wirtschaft Ranongs, die in hohem Maße von burmesischer Arbeitskraft abhängig ist, ruinieren«.[7]

Damit ist sehr klar gesagt: Die wirtschaftliche Entwicklung Ranongs ist wichtiger als menschliches Leben. Muß es

6 »A Modern Form of Slavery. A Report by Asiawatch on the ›Trafficking of Burmese Women and Girls into Brothels in Thailand‹« Dezember 1993. S.3.

7 Kim Gooi, ibd.

tatsächlich immer wieder so sein? Muß Geld von höherer Bedeutung sein als menschliches Leiden, von größerer Wichtigkeit als menschliches Leben?

Anna war nur eines von vielen burmesischen Mädchen mit einem solchen Schicksal, und wahrscheinlich ist sie schon tot. Sie war nur eine Nummer, nur eine leicht zu ersetzende Einheit auf dem Weg zur wirtschaftlichen Entwicklung. Es müßte nicht so sein. Aber es ist so.

3

Menschenhandel über Grenzen

Fatima war zehn Jahre alt und ein eigenwilliges junges Mädchen. Je häufiger ihre Mutter sie kritisierte, desto widerspenstiger wurde die kleine Bengalin. Nach einer lautstarken Auseinandersetzung stapfte sie trotzig aus dem Haus und schlug auf der Straße die Richtung zum Haus ihrer Schwester ein.

Sie war so sehr mit ihren Gedanken beschäftigt, daß sie das Auto, das neben ihr hielt, zunächst überhaupt nicht wahrnahm, doch als der Fahrer sich aus dem Fenster beugte und ihr freundlich anbot, sie ein Stück mitzunehmen, nahm sie ohne langes Zögern Platz. Erst als sie eine beträchtliche Strecke zurückgelegt hatten, wurde ihr bewußt, daß sie in die falsche Richtung fuhren. Doch es war bereits zu spät.

Das Fahrzeug fuhr rasch aus dem Dorf hinaus und steuerte ein nahegelegenes Gehöft an, wo das sich heftig sträubende junge Mädchen gefesselt und dann allein im Dunkeln zurückgelassen wurde. Es versuchte zu begreifen, was ihm widerfahren war.

Am nächsten Morgen war die Situation nur zu klar. Einer dieser indischen Agenten, die man Dallal nennt, kam daher, um sich Fatima anzuschauen, und nach ein wenig Feilscherei erklärte er sich bereit, dem Fahrer 200 US-$ für das Mädchen zu bezahlen.

In den folgenden Tagen zog der Mann mit Fatima von Ort zu Ort, durch eine verwirrende Vielzahl von Dörfern, Städten und Metropolen, und schließlich überquerten sie die Grenze nach Indien. Um sie während der langen Reise mit

Zug, Bus und manchmal auch zu Fuß durch den Norden Indiens ruhigzustellen, verabreichte ihr der Agent von Zeit zu Zeit eine milde Droge.

In einer entlegenen Gegend überquerten sie die Grenze nach Pakistan, wo sie Kurs auf Karachi nahmen. Dort unterhielt der Agent freundschaftliche Beziehungen zu einem Mann im Polizeidienst, und nachdem unter der Hand eine kleine Geldsumme den Besitzer gewechselt hatte, wurde Fatima einem lokalen Zuhälter vorgeführt, der sich einverstanden erklärte, 400 US-$ für das Mädchen zu zahlen.

Fatima, zehn Jahre alt, wurde in der darauffolgenden Woche für 700 US-$ an eine wohlhabende Familie in Karachi verkauft. Mit der Begleichung dieses Preises war sie praktisch für den Rest ihres Lebens zu einer unbezahlten Dienerin und Sklavin jener Familie geworden. Sie wurde gezwungen, alles zu tun, was die einzelnen Familienmitglieder von ihr verlangten, und wenn sie einmal nicht unverzüglich gehorchte, wurde sie geschlagen. Wiederholt wurde sie vom Hausherrn sexuell mißbraucht und schließlich dessen Kumpanen, mit denen er sich abends zu Trinkgelagen zusammenfand, zur Verfügung gestellt. Fatimas Leben wäre für immer in diesem Teufelskreis verlaufen, wenn sich die äußeren Umstände nicht plötzlich grundlegend verändert hätten.

Der Mann, der Fatima gekauft hatte, war in zwielichtige Geschäfte verwickelt, von denen eines aufflog. Polizisten durchkämmten sein Haus und beschlagnahmten einen Teil des Besitzstandes. Sie stellten auch Fragen über das junge ausländische Mädchen, das sie hier vorfanden, und nahmen es in Verwahrung.

Fatima wurde ins Zentralgefängnis von Karachi gebracht, wo sie erneut geschlagen und mißbraucht wurde – diesmal von der Polizei. Schließlich warf man sie in eine große Zelle, in der sich bereits fünfundsiebzig bis achtzig Frauen befanden.

So hätte das Ende von Fatimas Geschichte lauten können, doch der Zufall fügte es, daß gerade zu jener Zeit ein Reporter des *National Public Radio* namens Daniel Zwerdling an einer Dokumentation über die pakistanischen Strafanstalten arbeitete und die Erlaubnis erhielt, das Gefängnis zu besuchen. Als er die achtzig Frauen in einer Zelle zusammengepfercht sah, die allerhöchstens genügend Raum für fünfundvierzig Frauen geboten hätte, holte er die Erlaubnis ein, mit den Insassen zu sprechen. Erstaunt stellte er fest, daß die Frauen nahezu ausnahmslos aus Bangladesh stammten und entweder entführt oder mit dem Versprechen auf eine lukrative Arbeit nach Pakistan gelockt worden waren. Keine von ihnen hatte Rechtsbeistand erhalten, und einige warteten bereits länger als vier Jahre auf eine Gerichtsverhandlung. Mehrere Frauen hatten Kinder im Arm, die sie in der Gefangenschaft geboren hatten.

Eine der Frauen schob Fatima nach vorn und forderte sie auf, dem Reporter ihre Geschichte zu erzählen. Mit ihren zehn Jahren war sie die jüngste Insassin der Zelle. Fatima berichtete von den erlittenen Qualen und stieß schließlich mühsam unter Tränen hervor, daß sie nach Hause wolle.

Nachdem Fatimas Geschichte über Rundfunk verbreitet worden war, setzte das der *World Federation of Mental Health* unterstehende *Komitee gegen die sexuelle Ausbeutung von Kindern* durch, daß die Rechtsanwältin Debra Weecks mit den pakistanischen Behörden über die Freilassung aller inhaftierten Frauen und Kinder und mit den Behörden Bangladeshs über die Bereitschaft zu deren Wiederaufnahme verhandeln konnte. Man garantierte die Übernahme der Kosten für den Heimflug und stellte sicher, daß Kinder wie Fatima nach der Rückkehr nach Bangladesh vorübergehende Aufnahme in einem Pflegeheim finden würden.

Doch zunächst stellte sich für Fatima das Problem, daß die Behörden im Heimatland ihre Familie nicht ausfindig machen konnten und deshalb geltend machten, daß es keinerlei Beweise dafür gebe, daß sie die Staatsbürgerschaft von Bangladesh besitze. Erst nach diplomatischem Hin und Her zwischen den Vereinigten Staaten, Bangladesh und Pakistan erhielt sie endlich die Erlaubnis, gemeinsam mit den anderen Frauen auszureisen.

Zurück in Bangladesh, bemühten sich die Behörden nur äußerst schleppend darum, eine dauerhafte Unterbringung für Fatima zu finden. Ein Monat ging dahin, bis eines Morgens entdeckt wurde, daß sie sich nicht mehr in dem Pflegeheim aufhielt. Sie war gegen eine Kautionszahlung an den Verbrecherring ausgeliefert worden, der sie seinerzeit entführt hatte.

Es konnte nichts mehr dagegen unternommen werden. Zwar versuchten verschiedene Leute noch, etwas für sie zu tun, doch es gelang niemandem, auch nur einen Anhaltspunkt auf ihr weiteres Schicksal zu entdecken – so als habe die unüberschaubar große Masse menschlichen Leidens in jener Region sie einfach verschluckt. Vor dem Hintergrund des Netzwerks von Verbrechern, die sie aus dem Heim verschleppten, erscheint es wahrscheinlich, daß Fatima erneut außer Landes geschafft und an ein indisches Bordell in sexuelle Sklaverei verkauft worden ist.[8]

Eine Gruppe pakistanischer Juristen, die sich für die Menschenrechte einsetzt, berichtet, daß in Pakistan jährlich bis zu 200.000 Frauen und Kinder in die Sklaverei verkauft werden, und zwar zu Preisen zwischen 600 US-$ und 2.000 US-$ pro Person. Die einen werden in Fabriken oder Privathaushalten zu Sklaven auf dem Arbeitsmarkt, die anderen werden gezielt zur sexuellen Ausbeutung verkauft. Die größte Konzentration von in die Sklaverei verkauften Kindern weist Karachi auf, wo sich Schätzungen zufolge mindestens 100.000 junge bengalische Frauen befinden sollen.

Wenn die Polizei diese Frauen aufgreift, wählt sie in der Regel den bequemsten Weg und schmeißt sie einfach ins

8 Fatimas Geschichte wurde von Dr. Syed Arshad Hussain und Dr. Barry Jay erzählt, dem Vorsitzenden und dem Sekretär des *World Federation for Mental Health's Committee on the Commercial Sexual Exploitation of Children*.

Gefängnis, weil sie keine Papiere vorweisen können. 1993 saßen nach Angaben von pakistanischen Juristen über 2.100 Frauen und Kinder aus Bangladesh im Alter zwischen zwölf und fünfundzwanzig Jahren in Pakistans Gefängnissen ein. Sie haben eine lange und oft illegale Untersuchungshaft zu erwarten – das kann sehr leicht ein bis drei Jahre Gefängnisaufenthalt bedeuten.

Der Zustrom von Kindern aus Bangladesh nach Pakistan ist leider kein einzigartiges Phänomen. Im Zuge einer beständig steigenden Nachfrage nach Sexualpartnern im Kindesalter hat der Menschenhandel mit Kindern zum Zwecke der sexuellen Ausbeutung weltweit ein in der Geschichte der Menschheit niemals zuvor gekanntes Ausmaß erreicht. Zu dieser Entwicklung haben sowohl die erleichterten Reisemöglichkeiten unseres Zeitalters als auch die Perfektionierung im Fälschen von Dokumenten beigetragen.

Wir leben in einer internationalen Welt, in der Kultur, Handel und Technologie Grenzen in einer Geschwindigkeit überschreiten, die zu hoch ist, als daß sie noch genau gemessen werden könnte. Hinzu kommt die noch immer rasch anwachsende Zahl von Menschen, die Tag für Tag zu Millionen die Grenzen überschreiten. Es ist nicht verwunderlich, daß einhergehend mit dem modernen Internationalismus auch die Kriminalität angewachsen und die Zusammenarbeit zwischen nationalen kriminellen Vereinigungen zur Alltäglichkeit geworden ist. Diese internationalen Verbindungen haben vor allem dem Handel mit Frauen und Kindern zum Zwecke der sexuellen Ausbeutung deutlich Vorschub geleistet. Der thailändische Polizeicolonel Bancha spricht von einer zunehmend professionellen und komplexen Natur des weltumspannenden kriminellen Netzwerks, das den Handel mit Kindern und Prostituierten kontrolliert. Ihm zufolge »sind hinter jeder ausländischen Prostituierten Kriminalität, Grausamkeit und Korruption miteinander verwoben.«[9]

Es liegt auf der Hand, daß eine offizielle Einschätzung der Größenordnung von kriminellen Aktivitäten in Asien nicht möglich ist, doch wir können aus vielen Quellen zumindest einen kleinen Eindruck von ihr gewinnen. Ende 1989 brachte eine Studie über das Sex-Geschäft auf den Philippinen ans Tageslicht, daß japanische, deutsche und australische kriminelle Vereinigungen den größten Teil der Sexindustrie um Manila kontrollieren, während in Olongapo und Subic Bay amerikanische Vereinigungen das Heft in der Hand halten. Die Japaner haben mittlerweile auch größeren Einfluß in den neuen Touristenzentren von Cebu und Marinduque gewonnen. In allen Gebieten aber wird Hand in Hand mit lokalen kriminellen Vereinigungen gearbeitet.

Aus den Aktivitäten ausländischer krimineller Vereinigungen auf den Philippinen sowie in Thailand und anderen asiatischen Nationen erwächst als Konsequenz die enorme Versuchung, Frauen und Kinder nach Japan, in die USA oder nach Europa zu verkaufen, wo sich mit der Prostitution ein vielfach höherer Verdienst erzielen läßt.

Junge Frauen aus den Philippinen waren in der Vergangenheit für einen Transfer ins Ausland besonders gefragt. Während der militärischen Präsenz Amerikas auf den Philippinen sind mehrere Fälle aufgedeckt worden, in denen Angehörige der amerikanischen Streitkräfte geholfen haben, philippinische Kinder unter Verwendung gefälschter Ausweispapiere über Hongkong in die Vereinigten Staaten zu schaffen. Mit der Schließung der amerikanischen Stützpunkte hat Olongapo zwar seine frühere Attraktivität für die Menschenhändler eingebüßt, doch in anderen Teilen des Inselstaates wird nach wie vor ein schwunghafter Handel mit entführten Kindern getrieben.

Im November 1993 konnte in Cabanatuan, nördlich von Manila, ein Verbrecherring ausgehoben werden, nachdem

9 Pol. Col. Bancha Charuchareet, stellvertretender Kommandant der Abteilung zur Unterdrückung der Kriminalität in Thailand. Zitiert nach: »Foreign Flesh in the Thai Sex Trade«. In: Bangkok Post. 15. März 1994.

es einem dreizehnjährigen Mädchen gelungen war, ihren Entführern zu entkommen. Sie war vor ihrem Elternhaus überfallen und in einen Wagen mit getönten Scheiben gestoßen worden. Nach einer rasanten Fahrt erreichte der Wagen, der mit zwölf Mädchen vollgepackt war, ein sorgfältig abgeschottetes Haus außerhalb der Stadt. Drinnen waren bereits über vierzig Mädchen in einem einzigen Raum zusammengepfercht. Man teilte ihnen mit, daß sie nach Ablauf der nächsten Stunde in ein Bordell nach Manila gebracht würden.

Da die Dreizehnjährige sehr klein war, gelang es ihr irgendwie, sich durch einen schmalen Spalt in einer der Wände zu zwängen. Sie lief zur nächsten Polizeistation. Als die Polizei das Haus endlich ausfindig gemacht hatte, war von den anderen Mädchen und ihren Entführern keine Spur mehr zu entdecken.

In derselben Woche spielte in einem anderen Landesteil, in der Nähe von Cubao, ein neunjähriges Mädchen mit zwei Freundinnen auf der Straße, als ein Lieferwagen mit sechs Insassen neben ihnen anhielt, die herausgesprungen kamen und die drei Kinder in den Wagen zerrten. Die Neunjährige wurde später wohlbehalten in der Nähe einer Stadt ausgesetzt, doch die anderen beiden Mädchen blieben verschwunden.[10] Die regelmäßigen Berichte in der philippinischen Lokalpresse über derartige Vorfälle deuten auf einen blühenden Markt mit dem Verkauf von Kindern hin.

Einen kleinen Eindruck von der Vorgehensweise der Menschenhandel treibenden Unterwelt können wir gewinnen, wenn es zu einem Strafprozeß kommt. Im September 1993 verhaftete die Polizei eine Thailänderin namens Amornrat, die eine entscheidende Rolle im Schmuggel mit jungen Thaifrauen nach Hongkong gespielt hatte, wo die Frauen zur Prostitution gezwungen wurden. Frau Amornrat war in

10 Nach Berichten aus: Philippine Daily Inquirer. 5. Dezember 1993. Siehe auch: Philippine Star. 28. Oktober 1993.

den internationalen Menschenhandel hineingezogen worden, nachdem sie eine Scheinehe mit einem berüchtigten chinesischen Zuhälter namens Cheung Thai Kwok eingegangen war. Dieser Cheung arbeitet mit einer größeren Zahl von Helfershelfern in Malaysia, den Philippinen, Thailand und Hongkong, und er scheint sich auf den Menschenhandel mit Frauen und Kindern spezialisiert zu haben. Er unterhält Triadenbeziehungen in Hongkong und konnte seiner Festnahme bislang durch ständige Ortswechsel entgehen.

Nach Aussagen der Polizei erfolgt der Transfer von Prostituierten in andere Länder in erster Linie über Scheinehen. Männer aus Hongkong fliegen in die Nachbarstaaten, wo sie die Heiratsformalitäten hinter sich bringen und dann mit ihrer »Braut« nach Hongkong zurückkehren. Sie erhalten für diese Dienstleistung um die 4.000 US-$ und sehen ihre »Frau« nach der Rückkehr nach Hongkong für gewöhnlich niemals wieder. Minderjährige Mädchen werden mit gefälschten Papieren ausgestattet, die ein höheres Alter vorgeben. Die meisten der verschacherten Frauen wissen, daß sie den Weg in die Prostitution gehen, doch nicht wenige brechen in der Überzeugung auf, ein glückliches Leben vor sich zu haben.

Nach der Ankunft in Hongkong werden die Frauen in ein Apartment gesteckt, wo rund um die Uhr Männer darüber wachen, daß sie nicht weglaufen. Es gilt die Regel, daß die Frauen 1.000 Kunden zu bedienen haben, bevor sie nicht mehr bewacht werden und eine Bezahlung für ihre Dienste erhalten. Nach Einschätzung der Polizei benötigen die Prostituierten im Durchschnitt ungefähr zwei Monate, um ihre Quote von 1.000 Kunden zu erfüllen. Im Anschluß daran können sie eine Menge Geld verdienen.[11]

Eine der Hauptrouten des Prostituiertentransfers – einschließlich minderjähriger Mädchen – verläuft von Südost-

---

11 Eine Zusammenfassung über die Funktionsweise des Systems findet sich in: Sunday Morning Post. Hongkong. 19. September 1993.

asien nach Japan. Es gibt viele Geschichten über Frauen, die mit dem Versprechen auf einen guten Arbeitsplatz in einem Geschäft oder Restaurant nach Japan gelockt wurden und dann feststellen müssen, daß sie in irgendeiner Weise im Bereich der Sexindustrie zu arbeiten haben. Da die Frauen im allgemeinen mit gefälschten Ausweispapieren unterwegs sind und unter sklavenähnlichen Umständen festgehalten werden, ist es ungeheuer schwierig für sie, einen Ausweg aus ihrer Situation zu finden.

Mindestens 70.000 Thaifrauen arbeiten in Japan als Hostessen in Sexlokalen (andere Schätzungen belaufen sich auf 100.000), und mindestens 50.000 von ihnen halten sich illegal im Lande auf. Das Ausmaß der Problematik kann an der Tatsache gemessen werden, daß sich im monatlichen Durchschnitt vierhundert Thaimädchen mit Hilfeersuchen an die thailändische Botschaft wenden, die ungefähr zweihundertfünfzig von ihnen, die aus irgendwelchen Bars haben fliehen können, zurück in die Heimat befördert. Wiederholt ist es geschehen, daß Hostessen im verzweifelten Bestreben, zu entkommen, ihre »mama-sans« (Bordellmütter) getötet haben.[12]

Die Route nach Japan ist gut organisiert und bestens finanziert, nicht zuletzt dank der Unterstützung der japanischen Yakuza-Banden. Ein thailändischer Zuhälter ließ verlauten, daß er für jede junge Frau, die er rekrutiere und nach Japan ausliefere, 14.000 US-$ erhalte. Nach Bezahlung der Kosten für die Reise, die falschen Papiere und die teuren Kleider für die Mädchen sowie diverser Bestechungsgelder blieben ihm – wie er schätzte – bei jeder »Transaktion« ein Reingewinn von 8.000 bis 9.000 US-$.

Der Berater des thailändischen Botschafters in Japan behauptete, daß sogar thailändische Beamte in den Handel mit jungen Mädchen verstrickt seien. Udom Saphitos Worten zufolge sollen jene Beamte junge Mädchen rechtsgültig adoptieren und dann in die Prostitution nach Japan verkau-

12 Zahlen zitiert nach: Time-Magazin. 21. Juni 1993.

fen. Er begegnete zwei Mädchen aus dem Nordosten Thailands, die ihm erzählten, daß sie von ihren Pflegeeltern an eine japanische kriminelle Vereinigung verkauft worden seien und Schulden in Höhe von zehn Millionen Yen (90.000 US-$) abtragen müßten. Udom erwähnte außerdem, daß in japanischen Gefängnissen zweihundert thailändische Frauen einsitzen – größtenteils Sexarbeiterinnen.[13]

Aus Thailand in die Prostitution verschacherte junge Mädchen wurden in Japan, Hongkong, Taiwan, Australien, Amerika und verschiedenen europäischen Ländern angetroffen. Sie werden über Flughäfen in die Bestimmungsländer geschleust, manchmal sogar mit Hilfe bereitwilligen Fluglinienpersonals. In mehreren Fällen wurden Mitarbeiter von Einwanderungsbehörden und Fluglinien verhaftet und gerichtlich verfolgt, weil sie dem Menschenhandel mit Kindern Vorschub geleistet hatten.

Zwei thailändische Polizeibeamte wurden im Dezember 1988 ihres Amtes enthoben, nachdem aufgedeckt worden war, daß sie in Machenschaften verstrickt waren, junge thailändische Frauen in die Prostitution nach Japan zu locken.

Immer wieder sind auch sehr junge Mädchen die Opfer des Menschenhandels zum Zwecke der Prostitution. Einhergehend mit der Nachfrage nach Kindern als Sexualpartner steigt auch die Zahl der Opfer beständig, wobei sich sowohl die Nachschubquellen als auch die Transferwege, derer sich die Kriminellen bedienen, laufend verändern. Da der Menschenhandel mit Kindern in der Vergangenheit verstärkt in das Licht der Öffentlichkeit gerückt wurde und die Kontrollen an den Grenzübergängen verstärkt worden sind, ist es ein wenig schwieriger geworden, Kinder nach Japan, Europa und Amerika zu schmuggeln, doch in Asien ist es aufgrund der langen Grenzen zwischen einigen Ländern ein Leichtes, Kinder von hier nach dort zu schaffen. Sowohl die Geschichte zu Anfang dieses Buches (Anna aus Burma) als auch die Einleitung zu diesem Kapitel (Fatima

13 Udom Saphito. Zitiert nach: The Nation. Bangkok. 6. April 1994. S. A2.

aus Bangladesh) zeichnen ein Bild über die Verschleppung von Kindern innerhalb Asiens in der jüngsten Zeit. Die Verschleppungsaktionen verliefen ohne nennenswerte Schwierigkeiten über die langen Grenzen hinweg, die nahezu unmöglich zu kontrollieren sind.

Der am besten dokumentierte Menschenhandel mit Kindern zum Zwecke der Prostitution ist mit Sicherheit derjenige, der über die Transferwege von Burma, China und Laos nach Thailand verläuft. In der zweiten Hälfte des Jahres 1993 führte der thailändische Abgeordnete Narong Noyomthai eine Untersuchung über die Entwicklungen an Thailands Nordgrenze durch. Er erklärte, daß jede Woche mindestens 150 minderjährige Mädchen aus den Nachbarländern über die Grenze geschmuggelt werden. Auf der Grundlage dieser Zahl, die eine eher vorsichtige Schätzung sein dürfte, läßt sich errechnen, daß das Heer der Kinder-Prostituierten in Thailand alljährlich um ungefähr 8.000 Minderjährige anwächst.[14]

Es gibt noch viele andere Regionen, in denen ähnliche Transferaktionen zu beobachten sind: Philippinische Mädchen werden nach Ost-Malaysia verschoben, nepalische Mädchen nach Indien, indische Mädchen in den Mittleren Osten. Die Zuordnungen verändern sich ständig. Doch durch strengere Kontrollen an den Grenzverläufen könnte vielen dieser Machenschaften ein Ende bereitet werden. Die unproblematische Art und Weise, in der Kinder rund um die Welt transportiert und in sexuelle Sklaverei verkauft werden können, muß verwundern; dem Handel mit Kinderkörpern gebührt kein Platz in einer modernen Gesellschaft.

14 Narong Noyomthai. In: The Nation. Bangkok. 17. Oktober 1993.

4

Die Pädophilen[15]

Einmal im Monat versammelt sich abends im Hinterzimmer eines unscheinbaren Hotels im Stadtrandgebiet eine Gruppe von Männern, die sich den Namen *Blues Club* gegeben hat. Die Männer bestellen Bier oder Wein, dazu ein paar Snacks, und setzen sich dann zu einem Abendplausch zusammen. Es hat Monate gegeben, in denen bis zu zwanzig Männer an diesen Treffen teilnahmen, doch gewöhnlich beläuft sich die Zahl der Anwesenden auf ungefähr zehn.

Der Eigentümer des Hotels weiß wenig über den Club. »Sie geben sich recht verschlossen – ich denke, daß sie einer Loge oder einer ähnlichen Vereinigung angehören.« Einige der Männer kennt er vom Sehen, und er ist froh, sie als Kunden zu haben. Der ortsansässige Arzt gehört zu denjenigen, die regelmäßig erscheinen, und auch andere angesehene Berufe sind vertreten. »Ich bin sicher, daß sie kein Wässerchen trüben können«, sagt der Hotelbesitzer.

Niemand außerhalb der Gruppe weiß, daß der Blues Club ein Pädophilenverein ist – eine zurückgezogene Gruppe von Männern, die eifrig darum bemüht ist, ihrem Treiben im Verborgenen nachzugehen und sogar Familienangehörige und Freunde in Unwissenheit zu lassen. Gruppierungen wie den Blues Club gibt es weltweit in zahlreichen Groß- und Kleinstädten – sie haben sich Namen wie NAMBLA (The North American Boy Love Association) und BLAZE

15 Man unterscheidet im allgemeinen zwischen Personen, die Kinder »vorzugsweise« belästigen, also eine bevorzugte sexuelle Orientierung zu Kindern haben (sie werden mit dem Begriff »Pädophile« bezeichnet) und Personen, die Kinder »gelegentlich« belästigen, also nur gelegentlich und aus weniger zwanghaftem Trieb sexuellen Mißbrauch mit Kindern treiben (sie gehören in der Regel in die Kategorie »Sextourist«).

(Boy Lovers and Zucchini Eaters) gegeben oder irgendeine andere Bezeichnung mit der Buchstabenfolge B-L (Boy Lovers) gewählt. Mitunter nehmen sie auch einen Namen an, der auf das Leben und Werk eines ihrer beiden Helden Lewis Carroll (Autor von *Alice im Wunderland*) und J. M. Barrie (Autor von *Die Abenteuer des Peter Pan*) anspielt; dann nennen sie sich beispielsweise Peter-Pan-Club oder Lewis-Carroll-Gesellschaft.

Viele Pädophile gehören solchen Clubs an. Der Club kommt ihren Bedürfnissen entgegen und bietet einen gewissen Schutz vor der allgegenwärtigen Gefahr von Verhaftung und langjähriger Gefängnisstrafe. Oft werden diese »Clubs« spontan gegründet, wenn Pädophile zufällig ihre gemeinsamen Interessen entdecken.

Organisierte Pädophilengruppen treten auf verschiedene Art und Weise in Erscheinung. Die meisten von ihnen dürften Zulauf aus dem Kreis derjenigen haben, die Knaben sexuell mißbrauchen wollen. Doch es gibt auch Clubs, die sich darauf konzentrieren, Bilder von nackten Kindern zu sammeln, und in wieder anderen finden sich Männer zusammen, die Sex mit minderjährigen Mädchen bevorzugen.

Der Blues Club besitzt kein oder zumindest kein nennenswertes organisatorisches Gerüst. Es werden keine Protokolle geschrieben, es gibt keine Funktionsträger und es werden keine Beiträge erhoben. Zusammengehalten werden die einzelnen Mitglieder einzig und allein durch ihre gemeinsame Neigung nach Sex mit Kindern. Diese Gemeinsamkeit ist zugleich ihr größter Schutz. Jeder Clubzugehörige weiß, was er zu erwarten hat, wenn er in einer kompromittierenden Situation mit einem Kind überrascht wird: den Verlust des Arbeitsplatzes, den Haß der Öffentlichkeit, die Tränen der Familie, die Belastungen einer Gerichtsverhandlung, die Verfolgung durch die Medien und eine langjährige Gefängnisstrafe, in deren Verlauf Verspottung und körperliche Gewaltanwendung von seiten der Mitgefangenen zu erwarten sind. Ein hoher Preis.

Die Geheimniskrämerei um die Zusammenkünfte des Blues Club erscheint nun verständlicher. Die Clubmitglieder, die sich allmonatlich zusammenfinden, haben aus den Erfahrungen der Vergangenheit zu der Gewißheit gefunden, daß sie einander vertrauen können und daß sich keine Polizeispitzel in ihre Reihen geschlichen haben. In der Gruppe können sie offen über ihre sexuellen Neigungen sprechen, denn sie wissen, daß die Schuld, die jeder einzelne von ihnen auf sich geladen hat, eine feste Garantie dafür ist, daß nichts von ihren Gesprächen außerhalb der Mauern des Hinterzimmers bekannt wird.

Doch wir wollen uns einmal hinsetzen und in eines der Treffen hineinhorchen:

Während die Mitglieder nach und nach eintreffen, wird über die Dinge des alltäglichen Lebens gesprochen. Doch bald ändern sich die Themen.

In einer nahegelegenen Stadt wird gerade gegen einen Priester verhandelt, der sich vor zehn Jahren an mehreren Knaben vergangen hat. Die Medien berichten ausgiebig und detailliert über die Angelegenheit. Einer der Anwesenden, der einst das Studium zum Priesteramt betrieben hatte, dann aber aus der Kirche ausgetreten war, erzählt ein paar Geschichten über weitverbreitete Homosexualität in Jungenschulen und stellt heraus, daß das Priesteramt für viele Pädophile eine reizvolle Perspektive darstelle, weil es beträchtlichen Schutz gegen Aufdeckung biete. Die Mitglieder des Blues Club fühlen sich durch die Überzeugung, daß Pädophilie in der Kirche weit verbreitet sei, in ihrem Schuldgefühl entlastet.

Die Gespräche wandern zu anderen Themen, zum Fernsehen, zu den Filmen. Augenblicklicher Favorit im Club sind die Filme »Kevin – Allein zu Haus« und die Fortsetzung »Kevin – Allein zu Haus 2«. Der Jungstar des Films, Mac Culkin, besitzt die cherubinischen Gesichtszüge, die auf Pädophile eine ganz besondere Anziehungskraft ausüben. Viele Pädophile träumen von dem Jungen. Die Mitglieder des Blues Club seufzen erleichtert auf, weil der Junge auch im zweiten Film noch so vorpubertär aussieht wie im ersten Teil. Jemand gibt die Information weiter, daß ein Unternehmen namens Sharper Image gegen Überweisung von 40 US-$ Bilder von Mac Culkin im Format 30 x 45 verschickt.

In Photokopie kann einer der Anwesenden ein altes Exemplar des *Nambla Bulletin* von 1991 vorlegen, das mehrere beeindruckende Bilder von Mac Culkin zeigt und die Information verbreitet, daß Michael Jackson sich mit dem Jungen angefreundet hat und ihn in seinem nächsten Video auftreten lassen will. Das *Bulletin* liefert den beiläufigen Kommentar, daß »Michael Jackson die pädophile Lust nicht fremd ist«.

»Wann wurde das geschrieben?» fragt jemand. »Oh ... Juni 1991.« – »Lange vor den aktuellen Problemen MJ's.«

Man diskutiert die Geschichte, daß Michael Jackson den jungen Mac Culkin drei Monate lang unter seinen Fittichen gehabt und ihm Tanzunterricht für seine Tournee gegeben habe, doch der Junge habe wegen seiner filmischen Verpflichtungen in letzter Minute einen Rückzieher machen müssen. Es werden eindeutige Witze gerissen und es wird hämisch darüber gekichert, daß der Knabe in diesen Wochen Privatunterricht von Michael Jackson erhalten hat.

Fast jeden Monat tauschen die Mitglieder des Blues Club Videofilme aus – entweder Mitschnitte ganz gewöhnlicher Fernsehserien oder aber Kinderpornos, die nur unter der Hand zirkulieren.

In diesem Monat hat einer der Anwesenden, den alle nur unter dem Namen Jake kennen, ein wichtiges Dokument anzubieten. Es handelt sich um Material im Umfang von 120 photokopierten Seiten im Format DIN-A-4. Der Originaltext ist mit zahlreichen Korrekturen und Anmerkungen versehen.

»Dies hier habe ich bei einer Tagung in der vergangenen Woche von einem guten Freund bekommen«, erzählt Jake. »Es trägt den Titel *Leitfaden zum Überleben* und bietet die besten Ratschläge an, die mir für Leute mit unseren Interessen jemals zu Ohren gekommen sind.« Die anderen scharen sich um ihn und reden aufgeregt durcheinander. Es geht ihnen um eine Kopie des Manuskripts und natürlich hauptsächlich darum, wer ein Photokopiergerät besitzt, an dem es vervielfältigt werden kann, ohne daß Nicht-Eingeweihte etwas davon mitbekommen. Schließlich nehmen sie Platz und lauschen einer Zusammenfassung des Inhalts.

Jake lehnt sich zurück und beginnt zu erzählen: »Also, wir wissen nicht, wer es geschrieben hat, aber aus dem Manuskript geht hervor, daß er Amerikaner ist und eine Schlüsselrolle in der NAMBLA gespielt hat. Es enthält die Andeutung, daß er zu seiner Vollendung zehn Jahre benötigt hat. Das kann ich vorbehaltlos glauben. Er hat einfach an alles gedacht.

Im einleitenden Kapitel spricht er über elementare Dinge, die den meisten von uns schon bekannt sind, zum Beispiel über den richtigen Ort für Sex, welchen Raum des Hauses man wählen sollte, wie man anderen zu verstehen gibt, daß man von der Polizei beobachtet wird oder unter welchen Umständen man besser draußen Sex hat. Er schreibt eine Menge aufregender Geschichten über Sex mit Knaben an ungewöhnlichen Orten. Dann führt er einige Richtlinien für den Kauf von Apartments an und gibt Hinweise darauf, wo sich die sichersten Plätze befinden.

Anschließend werden Ausführungen über die Arbeitsweise der Polizei gegeben. Er beschreibt die Tricks, die sie anwenden, um uns Knabenliebhaber oder die Jungs, die Pornos produzieren, zu erwischen. Das Manuskript sagt euch, was passiert, wenn man euch verhaftet und wie ihr durch ein Einspruchverfahren eine schwerwiegendere Anklage vermeiden könnt, ohne dabei eure Freunde in die Sache hineinzuziehen. Für den Fall, daß ihr im Gefängnis landet, gibt euch der Leitfaden einige wertvolle Tips, wie ihr eventuelle Attacken des Wachpersonals oder der anderen Gefangenen überleben könnt.

Aber am besten gefallen hat mir der Teil des Buches, in dem der Autor über Fluchtmöglichkeiten und über die Vorbereitungen schreibt, die ein jeder von uns für den Fall treffen muß, daß einmal etwas schiefgeht. Das Manuskript sagt euch, wie man unter falschem Namen ein Bankkonto eröffnet und wie man sich unter Verwendung von Decknamen eine Sammlung der unterschiedlichsten Kreditkarten zulegt. Natürlich ist es möglich, daß ihr sie niemals braucht, doch für den Fall, daß es Ärger gibt und ihr euch ins Ausland absetzen müßt, sind die Kreditkarten und ein Bankkonto absolut unverzichtbar. Aber der Autor gibt auch noch viele andere wertvolle Ratschläge – daß man zum Beispiel besser ein Haus mietet als sein Geld in festen Besitz zu investieren ... für den Fall eines schnellen Aufbruchs.« Die Clubmitglieder nicken zustimmend. »Oder daß man Bargeld und Reiseschecks in einem Safe verwahren soll, so daß man im Notfall alles nur herauspacken muß und sofort aufbrechen kann.«

Die Zusammenfassung des nächsten Kapitels geriet Jake so umfangreich, daß verschiedene Zuhörer aufgaben und um eine sofortige Kopie des Manuskripts baten, um beim nächsten Treffen alles diskutieren zu können. Das Manuskript gab detaillierte Beschreibungen über die Vorbereitung von Fluchtplänen, empfahl bestimmte Decknamen, nannte Empfehlungen, welche Grenzen wo am sichersten zu überschreiten waren und nannte sogar Personen beim Namen, die man an bestimmten Zielorten kontaktieren konnte. Selbst Hinweise zum Lebensstil in der neuen Umgebung fehlten nicht.

»Asien«, sagte Jake. »Das Manuskript sagt: geht nach Asien! Und es nennt die besten Plätze dort. Ich sage euch – Pädophile müssen sich in Asien wie im Paradies fühlen!«

Der Blues Club beendet das heutige Treffen, und die einzelnen Mitglieder verlassen das Hotel in unterschiedliche Richtungen. Für Außenstehende hat sich hier eine Gruppe alter Freunde zu einem gemütlichen Umtrunk zusammengefunden, doch insgeheim spinnen diese ganz normal wirkenden Mitbürger bereits an Phantasien über Sex mit Filmstars im Knabenalter oder sehen sich im Geiste an einem Strand in Asien sitzen, umringt von einer Schar junger, nackter Knaben.

Und wenn sie ihre Wagen nun langsam nach Hause steuern, halten sie Ausschau nach einem einsam daherspazierenden Jungen, den man vielleicht darauf ansprechen könnte, ob er nicht ein Stückchen mitfahren möchte.

Für die Mitglieder des Blues Club ist der sexuelle Mißbrauch von Kindern zur Obsession geworden. Ganz offensichtlich gibt es weltweit viele Männer, die ihre Interessen teilen, doch wir beginnen das Ausmaß ihrer Aktivitäten gerade erst abzusehen. In den meisten Ländern ruft die wachsende Zahl von Kindern, die sexuell mißbraucht werden, Empörung und Betroffenheit hervor. Doch steigen die Zahlen tatsächlich oder haben wir in früheren Jahren lediglich verschämt ignoriert, daß Kinder die Opfer sexuellen Mißbrauchs sind?

Es ist allgemein bekannt, daß sexueller Mißbrauch von Kindern schon seit dem Beginn der Geschichtsschreibung ein widerwärtiges Phänomen menschlicher Gesellschaften ist. Erst heute beginnen wir uns bewußt zu machen, daß dieses Phänomen um vieles verbreiteter ist, als wir uns jemals haben eingestehen wollen. Überall in der westlichen Welt sind Strafverfahren gegen Männer eingeleitet worden, die vor zehn, zwanzig, dreißig oder mehr Jahren sexuellen Mißbrauch mit Kindern betrieben haben und nun von den erwachsen gewordenen Opfern verklagt werden. Die Aufwertung der Rechte von Kindern und die offener gewordene Gesellschaft haben den Boden dafür bereitet, daß der in der Vergangenheit betriebene Mißbrauch in der Gegenwart gerichtlich verfolgt werden kann.

Zu sexuellem Mißbrauch ist es häufig innerhalb von organisierten Verbänden gekommen, zum Beispiel bei den Pfadfindern, im CVJM oder in anderen Jugendbewegungen. Auch im Rahmen von kirchlichen Jugendprogrammen sowie in Schulen und Internaten haben sich Fälle ereignet.

Früher stahlen sich organisierte Verbände bei derartigen Vorkommnissen durch zwei Hintertüren aus der Verantwortung: Zum einen neigte man allgemein dazu, eher dem Erwachsenen als dem Kind Glauben zu schenken. Für den erwachsenen Missetäter war es in der Regel ein Leichtes, seine Kollegen davon zu überzeugen, daß das Kind eine sehr lebendige Vorstellungskraft habe und eine bestimmte Situation stark übertrieben darstelle. Wenn dieses Argument nicht weiterhalf und es eindeutige Hinweise darauf gab, daß tatsächlich irgendetwas vorgefallen war, pflegten die Verantwortlichen zu argumentieren, daß der Verband in seiner Gesamtheit Schaden davontragen werde, wenn die Verfehlungen allgemein bekannt würden, und deshalb müsse der Mantel des Schweigens darüber gedeckt werden. Die Schandtat wurde über die Entehrung gesetzt, die Organisation war wichtiger als das Opfer.

Mit der immer größer werdenden Zahl von Anklagen gegen Jugendgruppenleiter, Lehrer und Geistliche wegen Übergriffen aus der Vergangenheit können wir heute zumindest einen Eindruck davon gewinnen, wie die Dinge seinerzeit unter den Teppich gekehrt worden sind. In vielen Fällen wußte man genau über den sexuellen Mißbrauch von Kindern Bescheid, doch statt sich gegen die Täter und auf die Seite der Opfer zu stellen, begnügte man sich damit, die Schuldigen zu versetzen, die Notlage der Opfer zu ignorieren und darauf zu hoffen, daß der Skandal nicht an die Öffentlichkeit dringen möge.

Ein derartiges Verhalten kam den Pädophilen entgegen. In der Vergangenheit konnten viele von ihnen ihrem schandhaften Treiben nachgehen, ohne große Angst vor Entdeckung oder gar Bestrafung haben zu müssen.

Die folgenden Zahlen sind bestürzend: Vor kurzem verstarb der Australier Clarence Osborne, ein Protokollführer bei Gericht, der mit straffällig gewordenen Jugendlichen arbeitete. Als die Polizei seine Unterlagen überprüfte, stellte sich heraus, daß Osborne pädophil gewesen war und umfassende Berichte, Photos und andere Informationen über mehr als 2.500 Jungen, die er in seinem Leben sexuell mißbraucht hatte, hinterlassen hatte.

Ein amerikanisches Gutachten über sexuell abartige Personen brachte ans Tageslicht, daß 403 Pädophile zusammen insgesamt 67.000 Kinder belästigt hatten. Für die Knabenliebhaber unter ihnen errechnete sich ein Pro-Kopf-Durchschnitt von 283 Opfern.

Es ist nicht ungewöhnlich, daß des sexuellen Mißbrauchs überführte Personen mehrere hundert Kinder belästigt haben.

Diese Zahlen deuten darauf hin, daß sexueller Mißbrauch von Kindern in unserer modernen Welt in wesentlich größerem Ausmaß betrieben wurde, als uns allen bewußt gewesen ist. Weit davon entfernt, ein neues Phänomen zu sein, sind die Pädophilen in unseren Gesellschaften schon seit Generationen eine aktiv handelnde Kraft.

Doch wer sind die Männer, die Kindern über Generationen hinweg derartiges angetan haben?

Der Pädophile ist eine Person fast immer männlichen Geschlechts, deren bevorzugter Sexualpartner ein Kind in einem ganz bestimmten Alter ist. Manche Pädophile bevorzugen vorpubertäre Kinder, während andere nach Partnern in jungen Teenagerjahren suchen. Zum weitaus größten Teil wählen Pädophile ausschließlich Knaben als Partner (das Fachwort heißt: Päderast). Der Rest zieht mehrheitlich kleine Mädchen vor, während bei einer Minderheit eine bisexuelle Partnerwahl zu beobachten ist.

Da die Gesellschaft im allgemeinen und Eltern im besonderen eine solche Annäherung an ihre Kinder nicht tolerieren, ist das Leben des Pädophilen eine lange Abfolge von

Ausflüchten, Geheimniskrämerei und Doppelmoral. Der Pädophile lernt früh in seinem Leben, daß seine sexuellen Neigungen von den meisten Mitgliedern der Gesellschaft nicht akzeptiert werden, und so versteckt er seine Gelüste so gut er kann. Das bedeutet, daß er sich in die konservativsten Verhaltensmuster und Richtlinien einfügt, um in der Menge seiner Mitmenschen nicht weiter aufzufallen. Er hat keine Ambitionen, sich aus der Menge abzuheben, sondern setzt alles daran, nach außen hin so normal wie nur eben möglich zu erscheinen.

Das gängige Bild vom abstoßenden und schmarotzenden Charakter, das sich die Allgemeinheit vom Triebtäter, der Kinder sexuell mißbraucht, macht, ist weit verfehlt. Zumeist sind langfristige und beständig agierende Pädophile sogar Männer, die überall als mustergültige Mitbürger gelten, die nur vielleicht etwas konservativ sowohl in der Wahl ihrer Kleidung als auch in ihren religiösen und politischen Ansichten sind. In der Regel haben sie sich durch ihr fürsorglich wirkendes Interesse an Kindern gesellschaftliche Achtung erworben. Viele von ihnen gehen angesehenen Berufen nach, in denen sie leicht Zugang zu Kindern finden: Sozialarbeiter, Lehrer, Geistlicher oder Arzt.

Die Begegnung mit einem Pädophilen bringt die meisten Menschen in Verwirrung. Während man seine Handlungen als verwerflich und unverzeihlich verurteilt, erweist sich der Missetäter in der Unterhaltung oft als sehr gewandter Gesprächspartner. Es kam vor, daß Pädophile die Thematik der Berechtigung sexueller Beziehungen zwischen Erwachsenen und Kindern mit beträchtlicher Überzeugung vorgebracht und sogar den Eindruck erweckt haben, sie handelten aus vollkommen selbstlosen Motiven. »Ich tue nur das, was das Kind gerne möchte«, hört man sie argumentieren.

Bis vor kurzem hat man den Übeltätern in äußerst naiver Weise Vorschub geleistet. In einem typischen Fall kam ein Onkel aus Übersee in einen Haushalt mit zwei kleinen Kindern. Er kümmerte sich mit außergewöhnlicher Hingabe um die Kleinen, war laufend mit ihnen zusammen, führte ihnen Zauberkunststücke vor und nahm sie bei Spaziergängen auf einsamen Wegen zu einem abgelegenen See mit. Die Eltern waren entzückt und wurden nicht müde, sein wohlwollendes Verhalten zu loben und herauszustellen, wie sehr sie es genießen würden, daß er da sei und sich so aufopferungsvoll mit den Kindern befasse. Er verhielt sich in der Tat äußerst liebenswürdig, war immer höflich und schien ein idealer Gast zu sein. Die traurige Tatsache aber war, daß er sich nur verstellte. Hinter aller Liebenswürdigkeit verbarg sich einzig und allein die schandhafte Absicht, die ihm vertrauenden Kinder der Aufsicht ihrer Eltern zu entziehen, um sexuelle Handlungen mit ihnen vorzunehmen. Die Liebenswürdigkeit jenes Onkels ist ein Kniff, den zahlreiche Pädophile anwenden.

Heute stellt sich die Öffentlichkeit den Pädophilen nicht mehr so naiv entgegen. Man hat begonnen, den Schaden zu erkennen, den Kinder durch sexuellen Mißbrauch in einem frühen Alter erleiden, und es ist zur gängigen Auffassung geworden, daß die Missetäter sowohl bestraft als auch psychologisch behandelt werden müssen. Es wird für Pädophile zunehmend schwieriger, ihrem Treiben nachzugehen.

Die Entwicklung des Kindes wird heute unter anderen Gesichtspunkten gefördert als früher. Man hat begonnen, Kinder als junge Menschen mit eigenen Rechten zu betrachten, deren Entwicklung sehr leicht Schaden nehmen kann, wenn Erwachsene sie aus selbstsüchtigen Zwecken heraus manipulieren. Seitdem Psychologen und Ärzte immer deutlicher auf die Langzeitschäden aufmerksam machen, die Kinder durch sexuellen Mißbrauch davontragen, wird das Treiben von Pädophilen lauter angeprangert. Wie plausibel sie auch immer argumentieren mögen, daß sie die Kinder lieben und von sexuellen Schuldgefühlen befreien – der bleibende Schaden, den sie den Kindern sowohl physisch als auch psychisch zufügen, entlarvt ihre Worte als leer und hohl.

Einhergehend mit der wachsenden Empörung in der Öffentlichkeit über den sexuellen Mißbrauch von Kindern haben ferne Länder wie Thailand, die Philippinen oder Brasilien für die Mitglieder des Blues Club und ihresgleichen stark an Attraktivität gewonnen. Sie glauben, daß ihnen dort ein unbegrenztes Angebot an Kindern zur Befriedigung ihrer sexuellen Neigungen zur Verfügung steht, ohne daß sie sich groß darum sorgen müssen, entdeckt oder gar bestraft zu werden.

Die Attraktivität Asiens wird an einem Beispiel aus dem Jahre 1990 deutlich, als ein australischer Polizist einen Pädophilenclub in Melbourne aufdecken konnte. Acht Männer standen unmittelbar vor einer einmonatigen Reise nach Thailand, in deren Verlauf sie verschiedene, über das Land verstreute Pädophilenzentren besuchen wollten. Ein in Thailand lebender australischer Komplize sollte ihnen dort die Namen von Kontaktpersonen am jeweils nächsten Ort geben. Alle Mitglieder des Clubs kannten Thailand von eigenen Reisen, und die meisten sahen bereits ihrem nächsten Abenteuer entgegen. Einer prahlte, daß er dort Sex mit 250 Kindern gehabt habe. Als die Polizei ihn später verhörte, schilderte er recht offen, was er in Asien getrieben hatte. »Ich zahle den Kindern genug, um ihre ganze Familie einen vollen Monat lang durchzufüttern«, sagte er lapidar. Er wußte natürlich, daß es damals nicht möglich war, ihn wegen sexuellen Mißbrauchs von Kindern in Asien gerichtlich zu verfolgen.

Pädophile Asienreisende verfügen mittlerweile über ein wohlorganisiertes Netz von Beziehungen. Nicht wenige der Älteren von ihnen haben über irgendwelche Kanäle eine unbefristete Aufenthaltserlaubnis in einem asiatischen Land erworben und leben dort jetzt im Ruhestand oder als Betreiber eines kleinen Unternehmens. Auf dieser Basis haben sie Möglichkeiten für ihre Freunde in den Herkunftsländern erschlossen. In einigen Fällen haben europäische Pädophilenclubs zur ausschließlichen Nutzung durch Mitglieder ein ruhiges Gästehaus an einem hübschen Strand gekauft. Andere Pädophile, die sich langfristig im Gastland aufhalten, haben Heime für Straßen- und Waisenkinder gegründet, die nichts anderes als verdeckte Pädophilentreffs sind.

Manche Länder haben so wenig dafür getan, Kinder vor der Prostitution zu schützen, daß der zum ersten Mal kommende pädophile Tourist derartige Tarnungen überhaupt nicht benötigt. Solange sie genügend Zeit und Geld haben, können die Pädophilen das gesamte System erkundschaften und einen steten Nachschub an Kindern zur Befriedigung ihrer Neigungen sicherstellen.

Für die meisten Asiaten sind Pädophile unerwünschte Parasiten. Sie benutzen die Kinder, wie es ihnen gerade beliebt, und fliegen dann zurück nach Hause ... als Abfall zurück bleiben geschädigte junge Menschen sowie die soziale Katastrophe AIDS und andere sexuell übertragbare Krankheiten.

Zum Bild auf der folgenden Seite:
Er mag wie ein Freund aussehen, doch er könnte dein Kind belästigen ... *Schluß mit dem sexuellen Mißbrauch philippinischer Kinder.* (Poster der philippinischen Kampagne)

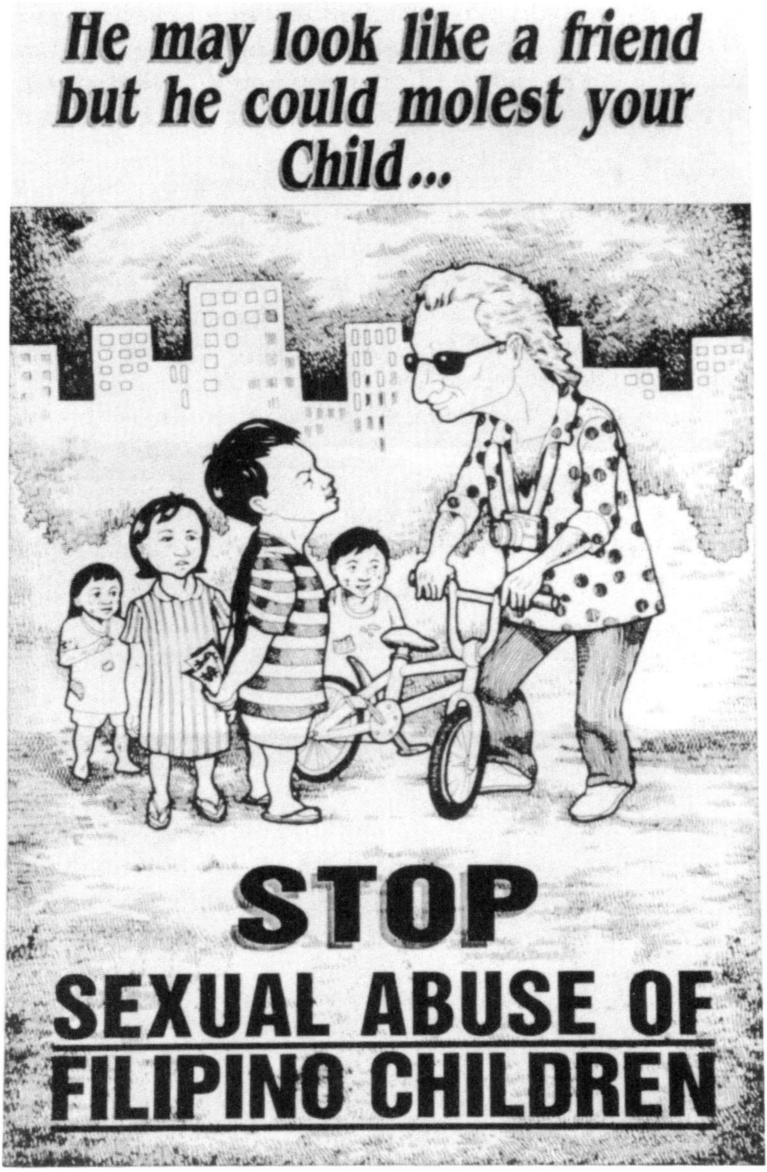
He may look like a friend
but he could molest your
Child...
STOP
SEXUAL ABUSE OF
FILIPINO CHILDREN

5

Gedanken zum Stichwort Menschlichkeit

Es löst unweigerlich Befremden aus, wenn man sich die Tatsache vor Augen führt, daß es Männer gibt, die nur deshalb junge asiatische Mädchen als Sexualpartnerinnen bevorzugen, weil aufgrund der unterschiedlichen Sprachen keine verbale Kommunikation mit ihnen möglich ist.

Man sollte annehmen, daß ein sexuelles Zusammensein die Folge einer bestimmten zwischenmenschlichen Beziehung ist. Selbst wenn diese Beziehung lediglich aus einer beiläufigen Unterhaltung entsteht, ist damit zumindest die Anerkennung des anderen als Mensch eingeräumt.

Es ist unfaßbar, daß es Menschen gibt, die keine Mühe scheuen, um einen Partner zu finden, mit dem keine Kommunikation möglich ist. Zu unserer Bestürzung scheint es zuzutreffen, daß genau das es ist, was viele Sextouristen attraktiv finden – die rein körperliche Begegnung, in der der Partner nichts anderes als ein lebendiges Objekt ist.

In vielen asiatischen Massagesalons und Tanzlokalen steht der männliche Kunde vor einer großen Glasscheibe, hinter der Dutzende junge Frauen sitzen. Es heißt, daß man nur von dieser einen Seite durch die Scheibe hindurchsehen kann, doch die Art und Weise, in der die gelangweilten jungen Mädchen sich aufrichten und lächeln, wenn ein neuer Kunde hereinkommt, beweist eindeutig, daß sie wissen, was man von ihnen erwartet. Wenn sie ihre Arbeit behalten wollen, müssen sie freundlich, entgegenkommend und äußerlich attraktiv sein. Nichts anderes zählt. Eine Qualität wie die Fähigkeit zu intelligenter Konversation würde eher hinderlich als vorteilhaft sein.

Um ihren Status als Wareneinheit zu unterstreichen, trägt jede der Frauen eine Nummer auf ihrem Kleid. Nach der Nummer wählt der Kunde sein Mädchen aus, und dieses wird anschließend über Ausruf auf ein bestimmtes Zimmer befohlen. Die mit dieser Praxis verbundene menschliche Erniedrigung wird noch dadurch verstärkt, daß die jungen Frauen gewöhnlich nicht unter ihrem richtigen Namen auftreten, sondern unter einem gewählten, der ihre Identität verbirgt.

In Bordellen und Tanzhallen spielt sich das gleiche sonderbare Szenario ab. Nie gilt die junge Frau oder das Kind als menschliches Wesen, zu dem eine menschliche Beziehung gesucht wird. Die ausgewählte Partnerin hat als Objekt herzuhalten, das in beliebiger Weise benutzt wird. Die Attribute, die die junge Frau als menschliches Wesen kennzeichnen – ihr Name, ihre Persönlichkeit, ihre Wertvorstellungen und ihre Lebensgeschichte –, werden ihr genommen, sie ist nur Nummer und Körper.

Eine derartige Beziehung ist nicht nur für die Frau entwürdigend, sondern auch für den Kunden. Der Mann entscheidet sich für die Aufnahme einer Beziehung, aus der er über die Befriedigung eines augenblicklichen körperlichen Bedürfnisses hinaus unmöglich menschliche Zufriedenheit schöpfen kann. Durch die Wahl einer Partnerin, mit der er sich sprachlich nicht austauschen kann, degradiert sich der Kunde freiwillig selbst zu einem Objekt.

Die jungen Mädchen aber wollen kommunizieren. Dies ist jedoch nur möglich, wenn sie sich zumindest elementare fremdsprachliche Kenntnisse aneignen. Also nehmen sie Unterricht in Englisch, Deutsch oder Japanisch und erlernen die abgedroschenen Phrasen, die in allen asiatischen Bars zu hören sind. Trotz ihrer oft sehr eingeschränkten Geschicklichkeit im Umgang mit einer fremden Sprache haben die Frauen so die Möglichkeit, die Beziehung nun wenigstens ein bißchen in die Richtung ihres eigenen Vorteils zu lenken, was am leichtesten durch eine traurige Geschichte über das schwere Schicksal eines Dorflebens in absoluter Armut funktioniert – eine Geschichte, die sehr oft wahr ist.

Sextouristen erzählen sich viele Geschichten, die sie »der betrügerischen Phantasie von Weibern« zuschreiben. Ein bekannter Journalist sagt über die thailändische Szene: »Die rührseligen Geschichten über die Gründe, warum junge thailändische Mädchen in Bars arbeiten, ähneln sich so sehr, daß es sich (zumindest in einigen Fällen) eigentlich nur um von älteren Kolleginnen weitergegebene, ewig gleiche Lügengeschichten handeln kann: ›Meine Mutter ist alt und krank.‹ – ›Mein Vater muß dringend operiert werden.‹ – ›Damit meine Geschwister zur Schule gehen können.‹ Mit derartigen Geschichten ist leichter ein Trinkgeld zu ergattern. ... Raffiniert ist auch die Erklärung, daß sie mit ihren Einkünften ein Haus für die Eltern bauen würden. Wenn dies wahr wäre, müßten landauf, landab tausende hübscher neuer Häuser zu sehen sein.«[16]

Die Ironie besteht darin, daß dem Kunden durch solche Geschichten – unabhängig davon, ob sie wahr sind oder nicht – dazu verholfen wird, ein eventuell aufkeimendes Schuldbewußtsein abdämpfen zu können. Indem er der Frau ein großzügiges Trinkgeld gibt, kann er sich einreden, keinesfalls nur seine sexuellen Bedürfnisse befriedigt, sondern vielmehr einer armen jungen Frau finanziell unter die Arme gegriffen zu haben. Es ist verblüffend, wie vehement regelmäßige Sextouristen die Überzeugung vertreten, sie würden die wirtschaftliche Entwicklung eines armen Landes fördern, wenn sie Prostituierten Geld geben. Diese Art der Vergabe von Almosen an einen Sexualpartner entmenschlicht eine solche Beziehung nur um so mehr, denn über ihre Funktion als Sexualobjekt hinaus wird die junge Frau auch noch zur Almosenempfängerin degradiert.

Es sind nicht die Frauen, die die Regeln für dieses Spiel festlegen. Die kriminellen Vereinigungen, die den Men-

---

16 Trink, ein Feuilletonist der Bangkok Post. 7. August 1993.

schenhandel mit Frauen und Kindern kontrollieren, entscheiden über die einzelnen Züge – und sie richten ihr Interesse eher auf die Bedürfnisse der Kunden als auf das Elend der Frauen. Die Frauen haben nur einen engen Spielraum; deshalb ist es nicht verwunderlich, wenn sie versuchen, jede sich bietende Möglichkeit zu ihrem Vorteil zu nutzen.

Für die meisten Sextouristen ist eine Asienreise nichts anderes als die Gelegenheit, eine schöne Zeit zu verbringen. Sie können ausgiebig die Sonne anbeten, schwimmen, gut trinken und essen, und im Hintergrund des Urlaubs stehen ständig Frauen, Kinder und Männer für sexuelle Dienste zur Verfügung. Es gibt viele von ihnen, sie sind sofort verfügbar und man kann sie als Objekte benutzen, ohne längerfristige Verantwortung für ihr Wohlergehen übernehmen zu müssen.

Es soll nicht verschwiegen werden, daß die Begegnung zwischen einem Sextouristen und einer jungen Prostituierten hin und wieder auch in eine positive und langfristige Beziehung mündet. In diesen Fällen haben beide Parteien von der Begegnung profitiert. Manchmal bricht die menschliche Natur in unerwarteter Weise hervor. Doch diese positiven Begegnungen sind nur die Ausnahme.

Die menschenverachtenden Begleitumstände einer Beziehung zu einem Sextouristen treten noch deutlicher zutage, wenn der ausgesuchte Partner ein Kind ist. Das in die Prostitution geratene Kind hat in einer derartigen Beziehung nicht die Möglichkeit der freien Entscheidung. Die Beziehung ist einem vertraglichen Geschäft vergleichbar, in dem das Kind nichts anderes als ein Gegenstand ist, den man mieten kann. Wenn der Preis ausgehandelt und bezahlt ist, wird das Kind zur Befriedigung der Bedürfnisse des Kunden benutzt, um anschließend seinem »Eigentümer« zurückgegeben zu werden. Dem Kind wird dabei wahrscheinlich nicht mehr Respekt entgegengebracht als einem Mietwagen.

Ein Sexualkontakt, auf den sich einer der Partner nicht freiwillig einläßt, ist eine Form von Sklaverei, die die menschliche Würde zerstört. Er degradiert einen Menschen zum Gegenstand und verneint seine menschliche Natur.

Was bedeutet es denn, ein Mensch zu sein, wenn man in rechtloser Leibeigenschaft einer anderen Person gehalten wird und ihr als Sexsklave zur Verfügung stehen muß?

6

Sextouristen in Asien

Das kleine Büro der Reiseagentur ist überfüllt. Vier Männer sind von außerhalb der Stadt angereist, um mit dem Eigentümer über die Spezialreisen, die er anbietet, zu sprechen. Im Augenblick schlägt er die Männer mit seinen Schilderungen über exotisches Reisen in Asien in Bann.

»Verstehen Sie bitte richtig, daß es sich bei dieser Sache um eine Reise ausschließlich für Männer handelt. Manche Sachen im Leben sind nur etwas für Männer – wie andere wiederum nur etwas für Frauen sind. Diese Sache hier ist nur etwas für Männer – für richtige Männer. Ich bezeichne die Reise als *Midlife-Crisis-Tour*, weil viele Männer in unserem Land nichts mehr von Frauenrechten und all diesem Kram hören können. Ich biete die Gelegenheit an, davon wegzukommen und wieder die wahren Freuden des Lebens zu genießen.

Ich habe selbst eine zerbrochene Ehe hinter mir, eine wahre Hölle. Es war ein hartes Stück Arbeit, die Einzelteile zusammenzufügen und mein Selbstwertgefühl wiederzufinden. Doch wollen Sie wissen, was mir am meisten dabei geholfen hat, über alles hinwegzukommen? Ich flog nach Bangkok. Glauben Sie mir: Es gibt nichts Besseres als Bangkok, wenn Sie über eine destruktive Scheidung hinwegkommen wollen.

Ich dachte nach und kam zu dem Schluß: Wenn es bei mir funktioniert hat, warum sollte es dann nicht auch bei anderen Männern funktionieren? Damit war die Idee geboren, eine *Midlife-Crisis-Tour* für richtige Männer anzubieten. Inzwischen melden sich Monat für Monat Dutzende von

Männern an. Und was für traumhafte Erfahrungen sie machen! Schauen Sie sich nur einmal diese Briefe hier an!« Er reicht einen Stapel abgegriffener Briefe mit zufriedenen Kundenkommentaren herum.

»Die Tour«, fährt er fort, »ist ideal für berufstätige Männer in Ihrer Position. Viele Juristen haben schon bei uns gebucht. Ein hoher Prozentsatz von ihnen war durch die Tretmühle der Ehe gegangen und ihren wahren Gefühlen entfremdet, doch die Tour hat ihnen etwas von ihrer seelischen und körperlichen Stärke zurückgegeben. Ich weise ausdrücklich darauf hin, daß wir über die Harmonie zwischen Ihnen und der Natur sprechen.«

Der Eigentümer der Agentur findet sich allmählich in sein häufig gespieltes Spiel ein.

»Sie wissen schon, was ich meine. Rühren die Schwielen an Ihren Knien von Stunden des inständigen Flehens her? Geht Ihrem monatlichen Augenblickserlebnis beständiges Quengeln und Wimmern voraus? Zollen Ihre Kinder Ihnen nur dann noch Respekt, wenn Sie ihnen einen Bankscheck für das, was sie jetzt schon wieder haben müssen, ausstellen? Gelten Sie innerhalb Ihrer Familie gerade einmal oder noch nicht einmal so viel wie das Haustier?

Wenn das so ist, ehrenwerte Herren, dann ist es an der Zeit, sich einer Gruppe von Männern anzuschließen, die in der gleichen Weise ausgenutzt werden wie Sie selbst. Erleben Sie, wie es ist, ein *richtiger Mann* zu sein.

Neulich hatte ich einen 79 Jahre alten Kunden, der Thailand nach einer Bypass-Operation besucht hat. Er hatte dreimal täglich Sex mit Prostituierten zwischen fünfzehn und neunzehn. Es hat mir vor Rührung fast die Tränen in die Augen getrieben.

Ich weiß, daß Männer wie Sie so ihre Schwierigkeiten mit dem modernen Unabhängigkeitsgehabe der Frauen und ihrer ewigen Einforderung von Rechten haben. Deshalb wollen wir Sie nach Thailand bringen, wo noch richtige Frauen in Harmonie mit der Natur leben. Die wichtigste Aufgabe ihres Lebens besteht darin, für die Bedürfnisse und Vergnügungen der Männer da zu sein – besonders für die Ihrigen!

Diese Tour ist für jeden geeignet. Sie werden als neuer Mensch zurückkommen. Ich habe soeben erst einen Brief an den Fernsehprediger Jimmy Swaggart abgeschickt und ihm angeboten, sich anzuschließen. Es würde ihm sicher gut tun. Nun zu den Kosten ...«

Sie werden es kaum für möglich halten, aber es gibt diese *Real Man's Midlife Crisis Tour* nach Thailand tatsächlich. Sie wird von San Diego aus angeboten, von einem gewissen Richard Pesta, der zuvor in einer Fernsehserie zweifelhafte Berühmtheit als *Captain Sticky* erlangt hat. Das oben angeführte Gespräch setzt sich durchweg aus Zitaten dessen zusammen, was jener *Captain Sticky* in verschiedenen Interviews gesagt und in diversen Blättern veröffentlicht hat.

Captain Sticky und seine Kumpane richten ihre Werbung auf Männer in der westlichen Gesellschaft aus, die sich ihrer sexuellen Wurzeln beraubt fühlen und sich deshalb in ein Gefühl der Machtlosigkeit vergraben. Sein Programm ist bei geschiedenen Männern beliebt – in vielen Fällen bei Männern, die es nicht akzeptieren wollen, daß Frauen die gleichen Rechte wie Männer haben. Captain Sticky macht sich über die in größere Selbständigkeit aufgebrochenen Frauen lustig und stellt ihnen die so »dankenswert unterwürfigen« Frauen Asiens gegenüber. Seine Ansichten sind nicht nur lächerlich, sondern sie würdigen mit ihren inhärenten Vorurteilen sowohl die westlichen als auch die asiatischen Frauen herab.

Leider findet die *Real Man's Tour* überall in der Welt Nachahmer. Es werden eine Vielzahl reiner Sexreisen angeboten, häufig allerdings nicht in so unverhüllter Form wie von Captain Sticky. Bei einem Blick in die Zeitungen der Welt stellt sich jedoch heraus, daß in nahezu jeder größeren Stadt offen oder versteckt für Reisen nach Asien geworben wird, in deren Mittelpunkt das Angebot an die Reisenden steht, dort Sex mit Einheimischen haben zu können. Organisierte Sexreisen wurden in Australien, Frankreich, Japan, Deutschland, Norwegen, Schweden, der Schweiz, Großbritannien und den USA identifiziert. Norwegen gehört zu den wenigen Staaten, in denen die Organisation von Sexreisen illegal ist.

In der Schweiz nahm ein junger Reporter namens Pascal-Arthur Gonet Kontakt zu einem Reiseunternehmen auf, das für Sexreisen warb. Ohne auf seinen Beruf hinzuweisen, wandte er sich an »Monsieur Bob«, den Inhaber des Unternehmens, und gab vor, daß er wegen sexueller Abenteuer nach Übersee reisen wolle und sich vornehmlich für junge Sexualpartner interessiere.

Der Inhaber wurde redselig, und es stellte sich heraus, daß er über eine wahre Fülle an Informationen über die unterschiedlichsten Länder verfügte. Er sprach offen über die Vorzüge und Nachteile jeder Region. Marokko sei ungefährlich, jedoch sehr teuer; Sri Lanka sei wegen des Bürgerkriegs und der Bombenanschläge wahrscheinlich ein wenig riskant; die Philippinen seien noch eine gute Adresse, doch ließe die dortige Regierung Bemühungen erkennen, dem Sextourismus einen Riegel vorzuschieben. Schließlich kam er auf Thailand zu sprechen und erklärte, daß »die Menschen dort schön und sanftmütig sind, und das Gesetz die Pädophilen vollkommen ignoriert. In Thailand ist alles möglich und fast alles erlaubt.«

Anfang 1992 reiste der Journalist mit Monsieur Bobs Unternehmen nach Thailand und sah sich das vorbereitete Programm mit eigenen Augen an. Anschließend besuchte er verschiedene ECPAT nahestehende Organisationen, die sich mit betroffenen Kindern befassen und wo er mit Opfern des Kinderhandels im Rahmen des Sextourismus sprechen konnte. Nach seiner Rückkehr veröffentlichte er einen unverblümten Beitrag in einem Schweizer Magazin[17], der die Schließung des Reiseunternehmens bewirkte und in der

17 L'Hebdo. 6. Februar 1992.

Öffentlichkeit eine breite Diskussion über die Ethik der Tourismusindustrie auslöste.

Ungefähr gleichzeitig mit der Protestwelle in der Schweiz wurde in Thailand ein anderer Reiseunternehmer wegen der Organisation einer Sexreise unter dem Namen *»Love Tours of Bangkok«* festgenommen, der Deutsch-Amerikaner Gunter Frentz. Prominente Thailänder, die in den USA leben und sich über die Werbung für die Reise empörten, forderten die thailändische Polizei zum Handeln auf. Die Polizei entdeckte bei einer Gruppe von neun Amerikanern, die die Reise gebucht hatten, vierzehn junge Thaifrauen, denen vorgespiegelt worden war, daß die Ausländer ihnen die Eheschließung in Aussicht stellten.

Die Zunahme des »Sextourismus« wurde von den Vereinten Nationen beobachtet, die deshalb die Welt-Tourismus-Organisation (WTO) aufforderten, das Phänomen zu untersuchen und einen Bericht zu unterbreiten. Das erste Zusammentreffen einer »Experten«-Gruppe wurde für 1994 in Aussicht gestellt. Definiert werden kann Sextourismus als »Tourismus, dessen Hauptanliegen das Zustandekommen einer unter kommerziellen Gesichtspunkten vereinbarten sexuellen Beziehung ist«.

Die WTO hat ihr Augenmerk seit geraumer Zeit auf die Notwendigkeit gerichtet, der Zunahme des Sextourismus im allgemeinen und der Kinderprostitution im besonderen größere Aufmerksamkeit zu widmen.

Als Papst Johannes Paul II. im November 1992 eingeladen war, eine Rede vor dem Verwaltungsrat der WTO zu halten, sagte er: »Ich muß die Worte einiger asiatischer Bischöfe wiederholen, die ihr Entsetzen über die entwürdigende Praxis des Sextourismus zum Ausdruck gebracht haben. Junge Menschen, Knaben wie Mädchen, werden in die Maschinerie dieser Industrie, für die sie nur Objekte sind, hineingezogen. Mit euch zusammen höre ich die Stimmen Hunderttausender von Kindern, die mißbraucht und ihrer moralischen und körperlichen Würde beraubt worden sind:

Sie verlangen danach, endlich den Schutz garantiert zu bekommen, der in internationalen Vereinbarungen versprochen worden ist und vom menschlichen Gewissen eingefordert wird.«

ECPATs Aktivitäten werden sich auch weiterhin ausschließlich gegen den sexuellen Mißbrauch von Kindern richten, selbst wenn diese Thematik nicht absolut getrennt von der übergeordneten Problematik des Sextourismus gesehen werden kann. Die sexistischen, paternalistischen und rassistischen Einstellungen, die sehr viele Sextouristen in arme Länder mitbringen, haben zur Folge, daß diese Personen Kinder sexuell mißbrauchen können, ohne auch nur das geringste Schuldbewußtsein zu entwickeln.

Es ist dringend erforderlich, die Werbeaktivitäten von Reiseveranstaltern, Luftfahrtgesellschaften, Hotels und staatlicher Propaganda kontinuierlich zu überwachen. Der Tourismusindustrie verbundene Unternehmen spicken ihre Werbung für Flüge zu bestimmten Zielorten nicht selten mit subtil versteckten sprachlichen Anspielungen. Zu den erfolgreichen Werbekampagnen der vergangenen Jahre gehörte die Einladung von Singapore Airlines an ihre Kunden, »Eine asiatische Affäre« zu haben. Da mit »eine Affäre haben« im allgemeinen die Vorstellung eines sexuellen Abenteuers außerhalb der Ehe verknüpft wird, hat diese Wortspielerei einen fragwürdigen Unterton.

Noch deutlicher in diese Richtung zielte im Juni/Juli 1992 eine geschmacklose Doppelseite im Bordmagazin der österreichischen Luftfahrtgesellschaft Lauda Air. Auf beiden Seiten waren fiktive Postkartentexte deutscher Asientouristen zu lesen. Eine Karte mit dem Text »From Thailand with Love« zeigte ein vorpubertäres Mädchen von der Hüfte aufwärts nackt. Nachdem zahlreiche Beschwerden eingetroffen waren, organisierte die *Arbeitsgemeinschaft zur Abschaffung der Kinderprostitution in Thailand* eine Demonstration vor den Büroräumen von Lauda Air in Bangkok, in deren Folge unter der Organisation verschiedener ECPAT-Niederlassungen in Europa auch auf internationaler Ebene Druck ausgeübt wurde.

Lauda Air erklärte sich schließlich bereit, das Anstoß erregende Magazin nicht mehr zu verbreiten, doch Herr Niki Lauda, ehemaliger Autorennfahrer und Eigentümer der Luftfahrtgesellschaft, spielte die Angelegenheit öffentlich als gehörigen Unsinn herunter und erklärte gegenüber der deutschen *Die Tageszeitung*, der Protest sei »der größte Witz, der ihm jemals zu Ohren gekommen sei«. Erst im November begriff selbst Herr Lauda, daß die Angelegenheit nicht so einfach unter den Tisch zu kehren war. In einer späten Entschuldigung ließ er in der *Bangkok Post* die Erklärung veröffentlichen, daß seine Gesellschaft »die Prostitution Minderjähriger schärfstens verurteile«.

War alles nur ein Scherz? Urteilen Sie selbst. Auf der Rückseite der Postkarte mit dem nackten jungen Mädchen war mit den Namen Werner, Günter, Fritzel, Mortel und Joe ein Text unterschrieben, der von sexuellen Ausschweifungen in Bangkok rund um die Uhr berichtete und mit den Worten endete: »Got to close now. The tarts in the Bangkok Baby Club are waiting for us. [Müssen damit schließen. Die Puppen im Bangkok Baby Club warten auf uns.]«

Norwegen ist mit mehreren ernstgemeinten Aktionen gegen den Sextourismus vorgegangen. In einem späteren Kapitel wird Norwegen als das bislang einzige Land herausgestellt werden, das gesetzliche Möglichkeiten geschaffen hat, seine Staatsbürger für den sexuellen Mißbrauch von Kindern in Asien vor Gericht zu stellen. Es wurden außerdem Maßnahmen gegen die Sextourismuswerbung getroffen.

Der Inhaber des Scan-Thai Traveller's Club erhob 1987-88 eine aufsehenerregende Zivilklage gegen drei Aktivistinnen der norwegischen Anti-Porno-Bewegung. Sein Unternehmen organisierte Sexreisen nach Thailand und bot in Broschüren umfassende Informationen über die thailändische Sexszene an, die bis hin zur Auflistung von Bordellen, aktuellen Preisen, Ratschlägen für das Verhalten in bezug auf Geschlechtskrankheiten und Hinweisen auf die Verfügbarkeit von Drogen reichten. Als skandinavische Frauen eine lautstarke Kampagne gegen seine Aktivitäten führten, antwortete er mit einer Schadenersatzklage in Höhe von 60.000 US-$. Er argumentierte, daß die Aktionen der Frauen »dem Namen und Ruf des Scan-Thai Traveller's Club erheblichen Schaden zufügen würden, weil sie Haß gegen das Unternehmen schürten und dadurch Geringschätzung und Vertrauensverlust in der Öffentlichkeit bewirkten, und daß sie zudem sein persönliches Ehrgefühl in hohem Maße verletzten.«

In einer Gegenaktion appellierten die Frauen an den Justizminister, umgehende Maßnahmen gegen diese Form der organisierten Prostitution zu ergreifen, die »zur Vergewaltigung von armen Frauen und Kindern in Thailand beiträgt«.[18] Im August 1988 richtete sich der Urteilsspruch gegen den Scan-Thai Traveller's Club. Ein Auszug des Urteils besagt: »Uneingeschränkt ist die Prostitution als Form der Ausbeutung und Unterdrückung von Frauen zu betrachten. Wenn diese Unterdrückung von Frauen in der Dritten Welt vorwiegend über den Massentourismus aus den westlichen Industriestaaten erfolgt, dann tritt dem Sexismus unbestritten auch noch ein Element rassistischer Diskriminierung zur Seite.«[19]

Es gibt mit Sicherheit bessere Möglichkeiten als einen Gerichtsprozeß, um derartige Auseinandersetzungen aus der Welt zu schaffen. In den meisten Staaten wäre ein Eingreifen seitens der nationalen Reiseveranstalterverbände wesentlich effektiver, da diese die Lizenzen von Reiseveranstaltern einziehen und die Schließung von Unternehmen forcieren können. Auf internationaler Ebene werden Aktionen von Reiseveranstaltern, die sich bewußt mit dem Problem befassen, aktiv unterstützt.

18 Women in Action. Nr. 2. Juni 1988. S.17. Zitiert nach: »Pleasure in Paradise. A Research Project of the Anglican General Synod of Australia«.

19 Women's World. Nr. 24. Winter 1990/91. S.13 zitiert nach ibd.

Im Jahre 1993 wurden Reiseveranstalter aus 85 Ländern dazu angehalten, unverzügliche Schritte zur Ausmerzung des Sextourismus, der auf die Prostitution von Kindern abzielt, zu unternehmen. Die Vollversammlung der *Universal Federation of Travel Agents' Associations* (UFTAA) verurteilte im November 1993 in Malta jede Form von Tourismus, die den Mißbrauch von Kindern zum Ziel hat. Die gleiche Vollversammlung verlieh ihren jährlich vergebenen Friedenspreis an ECPAT »als diejenige Organisation, die in den vergangenen Jahren am meisten dazu beigetragen hat, die Augen der Öffentlichkeit auf das Problem der Kinderprostitution zu richten.«

Am wirkungsvollsten wäre eine Veränderung durch ein gemeinsames Vorgehen verschiedener Industriezweige zu bewirken. Einher mit den intern erforderlichen Maßnahmen der Tourismusindustrie müßte sich auch die Werbeindustrie freiwillige Grenzen für ihre Produkte setzen. Obwohl sich die großen Werbeagenturen strikte ethische Richtlinien gesetzt haben, werden in der Werbung für touristische Ziele immer noch die Mittel der Doppeldeutigkeit und Anzüglichkeit benutzt, um auf sexuelle Freizügigkeit an exotischen Zielen anzuspielen.

Ein Tourismus, der die leichte Verfügbarkeit sexueller Kontakte herausstellt, richtet sich zwingend an Kunden mit unausgereifter Sexualität oder mit einer Vorliebe für ausgefallene Sexpraktiken. Die Mehrzahl der interviewten Sextouristen äußerte sich wohlgefällig über die Unkompliziertheit, mit der in asiatischen Touristenzentren Sexualkontakte geknüpft werden können, und nicht wenige stellten diese Unkompliziertheit der ihrem Empfinden nach scheinheiligen Sexindustrie im Heimatland gegenüber.

Viele Durchschnittsbürger würden in ihrem Heimatland niemals ein Bordell aufsuchen, entweder aus Angst, daß es ans Tageslicht kommt, oder weil sie die Sexindustrie mit schmutzigen Hinterhofstraßen und abstoßenden Gebäuden assoziieren. Doch sobald sie verreisen, verschwindet die

Zurückhaltung. Plötzlich finden sie sich in einer Umgebung wieder, in der alle versteckte Lust am sexuellen Zusammensein offen zur Schau gestellt und sogar weitgehend sanktioniert wird. Sie entdecken sich inmitten einer Kultur, in der Sex transparenter und anständiger erscheint als zu Hause und wo sogar wohlhabende Geschäftsleute und Angehörige angesehener Berufe ein Bordell mit der Selbstverständlichkeit eines Kinobesuchs aufsuchen. Die seit der Kindheit erlernten Moralvorstellungen werden rasch beiseite geschoben. Die Anwesenheit so vieler Menschen, die ihre Anliegen nicht verbergen, läßt eine soziale Billigung vermuten, die sämtliche Handlungen rechtfertigt.

Im Tourismus wirkt eine starke Dynamik, die aus der Tatsache geboren wird, daß ein Tourist, der seine gewohnte Umgebung verlassen hat und in einem fremden Kulturkreis angekommen ist, die moralischen Bedenken abstreift, die sein Verhalten zu Hause in gewisser Weise lenken. Es hat den Anschein, daß der Mensch um so unmoralischer wird, je weiter er in die Ferne reist. Ein japanisches Sprichwort faßt dies kurz und knapp zusammen: »Der Reisende legt alle Scham ab« (Tabi no haji wa kakisute). Es ist ein weltumspannendes Phänomen, daß Menschen im Urlaub risikofreudiger und ungezwungener handeln als daheim.

In einer Studie über den Zusammenhang zwischen dem sexuellen Mißbrauch von Kindern und der Tourismusindustrie stellt Kevin Ireland fest, daß »Touristen oft nicht nur ihre Hemmungen abstreifen, sondern auch einen Teil ihres sozialen Bewußtseins und Verantwortungsgefühls. Extern hemmende Faktoren sind im gastfreundlichen Umfeld gewisser Orte häufig kaum oder überhaupt nicht vorhanden, so daß nur wenig der Kontaktaufnahme eines Erwachsenen zu einem potentiellen Sexualpartner entgegenwirkt. In solchen Orten hat die stete Verfügbarkeit von Kindern zur Folge, daß nicht erst der Widerstand des Kindes gebrochen werden muß.«

Als Schlußfolgerung sagt er über die Beziehung zwischen

Tourismus und Kinderprostitution, daß »offensichtlich zwei in unmittelbarer Beziehung zum Tourismus stehende Faktoren dazu beitragen, die Möglichkeit des sexuellen Mißbrauchs und der Ausbeutung von Kindern in anderen, insbesondere sich entwickelnden Ländern auszuweiten. Erstens: Die stark erhöhte Reisefreiheit und die durch den modernen Tourismus vereinfachte Erreichbarkeit von Zielgebieten; nur wenige Länder halten ihre Grenzen geschlossen, und derjenige, der sich speziell für Sex mit Kindern interessiert, kann heute problemlos die Zielgebiete identifizieren und bereisen, in denen er am einfachsten ans Ziel seiner Wünsche gelangt. Zweitens: Die Dynamik des internationalen Tourismus selbst, die besonders in Ländern mit einer fremden ethnischen Bevölkerung und einer deutlich anderen Kultur Rahmenbedingungen schafft, die die sexuelle Ausbeutung von Kindern erleichtern. Schlimmer wird alles noch, wenn Kunden von einer offenen Sexindustrie umworben werden.«[20]

Um das Verhalten von Sextouristen einer genaueren Analyse zu unterziehen, hat die Freie Universität Berlin zwischen 1991 und 1993 insgesamt 776 Interviews mit Männern geführt, die schon einmal eine Sexreise unternommen haben.[21] Von den Interviewten waren 661 hetero- und 105 homosexuell. Die Studie stellt wahrscheinlich den ersten ernstzunehmenden Versuch dar, ein Bild über die Verhaltensweisen von Sextouristen zu gewinnen, so daß die Ergebnisse von besonderer Bedeutung für unser Verständnis der Verhaltensmuster sind:

- nur 9% der heterosexuellen Männer waren verheiratet;
- die Sextouristen machten länger Urlaub als andere deutsche Touristen (je nach Land zwischen 37 und 54 Tagen);

20 Kevin Ireland: »Wish You Weren't Here« Save the Children Fund (UK). Working Paper No 7. September 1993.

21 Kleiber, D. und Wilke, M.: »Sexual Behaviour of German (Sex)Tourists. Vorgelegt auf der IX. Internationalen AIDS-Konferenz.

- Touristen sind im Urlaub sexuell wesentlich aktiver als zu Hause;
- 30% der heterosexuellen Männer hatten vor den Interviews (im Durchschnitt 14 Tage nach Urlaubsbeginn der Befragten) elfmal oder häufiger Sex mit einheimischen Frauen gehabt;
- diejenigen, die ihren Urlaub ausdrücklich auf Sex ausgerichtet hatten, benutzten selten Kondome;
- verheiratete Männer benutzten seltener Kondome als Alleinstehende;
- die Frauen waren im Durchschnitt 13 Jahre jünger als ihre Kunden;
- in homosexuellen Beziehungen waren die Männer im Durchschnitt 24 Jahre jünger als ihre Kunden;
- jeder fünfte Kunde gab an, sich in einen Partner verliebt zu haben, und 30% wollten wiederkommen.

Da Sextouristen während des Urlaubs zahlreiche Partner haben, gibt besonders die ablehnende Haltung der Kunden zu Kondomen Anlaß zur Sorge. Nur 45% der heterosexuellen Touristen gaben an, immer ein Kondom zu benutzen. Der Rest benutzte nie oder nur selten eines.

Thailändischen Bordellbesitzern zufolge hegen auch die einheimischen Männer eine große Abneigung gegen die Verwendung von Kondomen. Die Kombination von ausländischen und einheimischen Kondomverweigerern läßt schon für die nahe Zukunft eine wachsende Ausbreitung von Geschlechtskrankheiten und AIDS befürchten, sowohl in Thailand als auch in den Herkunftsländern der Sextouristen.

Die deutsche Studiengruppe rechnete auf der Basis der gewonnenen Daten die mögliche Infektionsrate unter deutschen Touristen hoch. Untersuchungen ergaben, daß die Durchseuchungsrate thailändischer Prostituierter je nach Region bis zu 50% beträgt. Eine Durchseuchungsrate von 20% zugrundegelegt, sind von 100.000 deutschen Sextouristen 385 bei der Rückkehr HIV-infiziert. Bei einer Durchseuchungsrate von 50% bringt fast jeder Hundertste Sextourist AIDS mit nach Hause.

Da nahezu jedem die Gefahr einer AIDS-Infektion bewußt ist, suchen Sextouristen in asiatischen Ländern nach immer jüngeren Partnern. Es ist jedoch ein Märchen, daß bei jüngeren Partnern die Gefahr einer AIDS-Infektion geringer ist. Die gewaltsame Penetration eines Kindes durch einen Erwachsenen kann sehr leicht Verletzungen und Blutungen verursachen, über die HIV übertragen wird. Weit davon entfernt, daß der Kunde ein geringeres Ansteckungsrisiko eingeht, erhöht sich die Möglichkeit einer Ansteckung mit dem HIV-Virus durch Sex mit Kindern sogar.

Verschiedene Sextouristen, die zugaben, eine sexuelle Beziehung zu einem Kind unterhalten zu haben, deuteten an, daß ihnen dies in der fremden Umgebung leichter gefallen sei, als es im eigenen Land möglich gewesen wäre. Bei ihnen handelt es sich nicht um Männer mit vorzugsweise pädophilen Neigungen. Sie haben die Gelegenheit, Sex mit einem Kind zu haben, einfach der leichten Verfügbarkeit, des niedrigen Preises und des Reizes einer neuen Erfahrung wegen wahrgenommen. Einer der Befragten schilderte, wie ihm die Erfahrung den Adrenalinspiegel hochgetrieben habe: »Ich tat etwas, was zu Hause verboten ist«, sagte er. »Ich hatte das Gefühl, daß es nicht richtig war, was ich tat, aber es war großartig und versetzte mich noch im Nachhinein in regelrechte Euphorie. Doch ich glaube nicht, daß ich es noch einmal tun würde.«

Wir können nicht abschätzen, wieviele Touristen auf das Angebot, Sex mit einem Kind zu haben, eingehen; zumindest aber können wir die Vermutung äußern, daß es immer Erwachsene geben wird, die sich auf diese neue sexuelle Erfahrung einlassen, solange ihnen Kinder so offen angeboten werden, ohne daß sie auf Bedingungen oder ein Risiko eingehen müssen.

Vor nicht allzu langer Zeit war ich mit einem deutschen

Kollegen an der Südküste von Sri Lanka. Wir hatten kaum den Fuß auf den Strand gesetzt, da wurden uns bereits Knaben als Sexualpartner angeboten. Der Kuppler bot Kinder jeden Alters an und unterstrich sofort seine Bereitschaft, über den Preis zu verhandeln. Wir begleiteten ihn hinter einen alten Schuppen, wo wir einen kleinen Jungen vorfanden, der nur auf unsere Kundschaft wartete. Wie einfach, unkompliziert und preiswert doch alles war! Es wird viele einsame Touristen oder Geschäftsreisende geben, die ein derartiges Angebot ganz einfach deshalb aufgreifen, weil es da ist.

Die Touristen haben also mit den gewohnten moralischen Vorbehalten ihres Heimatlandes gebrochen, sich damit jedoch noch keineswegs in die moralischen Vorstellungen ihres Gastlandes eingefunden. Deshalb interpretieren sie die Werte des Gastlandes einzig und allein nach ihren eigenen Phantasien und Erwartungen.

Sehr häufig versuchen sich Sextouristen im engeren Freundeskreis mit dem Argument zu rechtfertigen, daß die Menschen in jenem fernen Land, das sie besucht haben, eine grundsätzlich andere Einstellung zum Sex haben. »Die Frauen dort genießen es viel mehr«, geben sie zum besten, »keine Spur von den Durchhängern, die wir von zu Hause kennen.« Solche Aussagen sind nichts anderes als romantisierende Darstellungen, in denen eine Wunschvorstellung die Wahrheit ersetzt. Alle Gesellschaften – selbst die der sogenannten Sexparadiese Asiens – werden von moralischen und religiösen Einstellungen zum Sex geleitet. Hinter der Andeutung, daß einige Länder wesentlich schwächere Moralgesetze als andere besitzen, steht ein rein paternalistisches Denken.

Kinder oder junge Frauen in Sklaverei zu halten und in die Prostitution zu treiben, ist für einen Buddhisten moralisch ebenso verwerflich wie für einen Muslim. Hindus reagieren darauf mit der gleichen Bestürzung wie Christen. Es wird in Asien ebensowenig hingenommen wie in Europa.

In diesem Kapitel ist vom Sextourismus die Rede, doch wir müssen ein Gefühl für Verhältnismäßigkeit wahren. Deshalb muß ausdrücklich gesagt werden, daß Sextouristen – und besonders diejenigen, die sexuellen Mißbrauch von Kindern treiben – gemessen an der Gesamtzahl der Touristen nur eine sehr kleine Minderheit darstellen. Die große Mehrheit der Touristen akzeptiert die Regeln der Gesellschaften, die sie besuchen, und begegnet den Kindern, die in der fremden Kultur aufwachsen, mit Respekt. Die meisten Touristen schaudern bei dem Gedanken, im Urlaub ein Kind sexuell zu mißbrauchen, angewidert zusammen. Dies beweisen verschiedene Fälle aus der jüngeren Vergangenheit, in denen Touristen nach Zeugenaussagen anderer Touristen wegen sexuellen Mißbrauchs von Kindern festgenommen worden sind.

Eine Gruppe französischer Touristen reiste 1992 nach Pattaya, wo sie in Doppelzimmern untergebracht waren. Zwei Freunde teilten sich einen Raum. Die Freundschaft zerbrach jedoch sehr rasch, als einer der beiden das Angebot, Sex mit einem Knaben zu haben, annahm. Der andere war derart aufgebracht, daß er geradewegs zur nächsten Polizeidienststelle marschierte und die Beamten aufforderte, mitzukommen und den Freund festzunehmen. Als die Polizei diesen tatsächlich mit einem Knaben im Bett antraf, wurde er des Landes verwiesen.

Tourismus für sich allein aber bewirkt noch lange nicht, daß in einem Land Kinder als Prostituierte angeboten werden. Es gibt viele Länder, auch in Asien, in denen der Tourismus einen gewaltigen Aufschwung genommen hat und sexueller Mißbrauch von Kindern dennoch nahezu unbekannt ist. In den Ländern mit einer hohen Zahl von Fällen hat der Tourismus gewiß am Aufbau des Gefüges teilgehabt, auf dem Kinderprostitution gedeihen kann. In diesen Ländern aber gibt es für gewöhnlich auch einen aktiven lokalen Markt für Kinder als Sexualpartner.

Im Rahmen eines Interviews, in dem er zugab, daß auch

Polizeibeamte in den Handel mit der Lust des Fleisches verwickelt waren, äußerte der stellvertretende Polizeipräsident Thailands, daß »die Prostitution als Lockmittel eingesetzt wird, um den Tourismus zu fördern und Touristen zu ködern. Die Kunden halten beständig Ausschau nach etwas Neuem und bekommen schließlich Kinder (-Prostituierte) und Knaben angeboten.«[22]

Zu den Schlüsselfaktoren gehört das Geld. In einem armen Land zahlen Touristen für ein sexuelles Verhältnis mit einem Kind eine wesentlich höhere Summe als ein Einheimischer. Ökonomisch ausgedrückt: Ihr Geld bestimmt den Markt. Wo es mehr Geld zu verdienen gibt, treibt die Kriminalität Blüten, und für manche Eltern oder männliche und weibliche Vermittler erweist sich die Verlockung, schnell reich werden zu können, als unwiderstehlich.

Die wahren Opfer sind die Kinder. Sie sind mit gesellschaftlichen Normen aufgewachsen, die ihnen sagen, daß sie den Eltern Respekt zollen und Reisenden mit Gastfreundschaft begegnen müssen. Doch welchen Einfluß hat es auf ihr Leben, wenn sie von ihrer eigenen Familie für Geld und vom Reisenden zu seiner sexuellen Befriedigung ausgebeutet werden?

Es waren ergreifende Augenblicke, als 1992 zwei junge Menschen während der ECPAT-Konferenz an der Sukhothai-Universität zu Bangkok ihre Geschichten erzählten. Ein vierzehnjähriges Mädchen berichtete, wie sie Geschäftemachern, die sie in ein Bordell verkaufen wollten, hatte entkommen können, und ein kleiner Junge schilderte das Leben auf der Straße. Der Junge schloß seine Ausführungen mit einem dringenden Appell an die Anwesenden: »Ich wünsche mir, daß Sie in Ihre Länder zurückfahren und den Menschen dort sagen, daß sie nicht nach Bangkok kommen sollen – sie sollen nicht herkommen. Und wenn sie doch kommen, dann sollen sie die Menschen hier nicht ausnut-

22 Deputy Police Director-General Pol. Gen. Pong-ammart Amartayakul. Interview in: Bangkok Post. 11. November 1992.

zen.«[23] Die Konferenz appellierte schließlich an die Tourismusindustrie: »Prüfen Sie Ihre Prioritäten und wählen Sie keine Investitionsstrategien, die Gemeinschaften zerstören oder Familien dazu zwingen, ihre Kinder in die Prostitution zu verkaufen, um überleben zu können.«

Bei der Suche nach einem gerechteren Tourismus können naheliegende und nützliche Schritte unternommen werden, um die Touristen zu erziehen und ihnen die gravierenden Probleme bewußt zu machen, die sie durch ihr Verhalten verursachen.

In verschiedenen europäischen Ländern haben ECPAT nahestehende Organisationen mit Reiseveranstaltern die Vereinbarung getroffen, einen Warnvermerk in die Flugscheine zu heften. Dünne Informationsschriften zum Einheften wurden in der Schweiz, in Frankreich und in Schweden verteilt, andere Länder planen ähnliche Aktionen.

In Frankreich erfolgte die Verteilung der Broschüre unter tatkräftiger Mithilfe von Zusammenschlüssen der Reiseveranstalter und mit Unterstützung verschiedener Regierungsstellen, zu denen auch das Ministerium für Tourismus zählte. Aufmacher der Aktion war ein geschicktes Wortspiel, in dem ein angenehmes touristisches Versprechen auf der Vorderseite durch Umblättern in eine gegenteilige Botschaft verändert wurde.

In Schweden bestand die Informationsschrift, die allen Flugscheinen nach Asien beigeheftet wurde, aus einer farbenfrohen Seite, die Kunde von den positiven Begleiterscheinungen des Tourismus gab, und einer »dunklen« Rückseite, auf der geschrieben stand: »In Thailand, auf Sri Lanka und auf den Philippinen leben Tausende von Kindern, die in die Prostitution getrieben werden, um zu überleben. Es ist traurig, daß diese Tatsache von sogenannten Touristen schamlos ausgenutzt wird. Sextouristen, die in diese Länder reisen, behaupten gerne, daß sie den Familien

23 Thewan Klanprasert: »Children in Prostitution« Bericht für die Internationale Konferenz an der Sukhothai Thammathirat Open University, Bangkok, 31. März bis 4. April 1992. S.7.

dieser Kinder finanzielle Hilfe leisten. Das ist natürlich nicht wahr. Den Profit ziehen immer diejenigen, die die Sexindustrie kontrollieren. Die Kinder zahlen den Preis, sowohl physisch als auch psychisch, und das für den Rest ihres Lebens – *wenn* sie überleben.
Nach der Konvention über die Rechte des Kindes haben alle Kinder unter achtzehn das Recht auf Schutz vor sexueller Belästigung. Thailand, Sri Lanka, die Philippinen und Schweden haben diese Übereinkunft unterschrieben. Ein minderjähriger Mensch hat Anspruch auf diesen Schutz, gleichgültig wo er oder sie lebt.
Wir wünschen Ihnen schöne Ferien – und nehmen sie auf alle Seiten Rücksicht.«

Ein anderer Versuch, touristische Verhaltensweisen zu ändern, wurde in Taiwan unternommen, wo ECPAT-Gruppen in Zusammenarbeit mit den einheimischen Tourismusbehörden eine Plastikkarte mit einem Aufruf gegen Kinderprostitution produzierten. Aussehend wie eine Kreditkarte, hatte sie auf der Rückseite einen Freiraum für die Unterschrift. Wer die Karte unterschrieb, erhielt in allen sich an der Aktion beteiligenden Hotels einen Rabatt von 15% eingeräumt. Die Hotels gaben am Eingang durch ein großformatiges Modell der Karte zu verstehen, daß sie die Aktion zur Ausmerzung der Kinderprostitution unterstützen.

Derartige Aktionen beginnen allmählich Früchte zu tragen. Das deutsche Unternehmen TUI (Touristik Union International) gehört mit über vier Millionen Kunden jährlich weltweit zu den größten Reiseveranstaltern. Dank des Aufsehens, welches die internationale Kampagne erregte, unterzeichnete TUI ein Abkommen mit der deutschen Hilfsorganisation *terre des hommes*, in der sich das Unternehmen verpflichtet, Informationen weiterzugeben und sich selbstregulierende Maßnahmen aufzuerlegen, mit dem Ziel, der Prostitution von Kindern ein Ende zu bereiten.

In einem Land wie Sri Lanka hat ein solcher Entschluß weitreichende Folgen. Die örtlichen TUI-Agenturen unterstreichen, daß »jedes für TUI-Kunden gebuchte Hotel, welches nachweislich derartige Aktivitäten (Kinderprostitution) toleriert, unverzüglich die Verträge aufgekündigt bekommt.«

Es bleibt abzuwarten, ob diese Entwicklungen eine Auswirkung auf die Verhaltensweisen von Touristen haben. Zumindest aber erhält die Thematik eine größere Transparenz, und der Durchschnittstourist wird gezwungenermaßen der Situation von Kindern in touristischen Zielgebieten eine erhöhte Aufmerksamkeit schenken.

Der Asientourismus erlebt zur Zeit einen gewaltigen Aufschwung. 1993 war der Kontinent die am schnellsten wachsende Touristenregion der Welt. Während die touristischen Ankunftszahlen weltweit um durchschnittlich 3,8% zunahmen, stiegen sie in Asien um 12%. Thailand, schon heute mit über fünf Millionen Besuchern pro Jahr das zweitgrößte Zielgebiet in Asien, wird im Jahre 2000 zehn Millionen Besucher zu verzeichnen haben, und für 2010 wurde die Zahl von 22,3 Millionen Besuchern prognostiziert. Solche Wachstumszahlen müssen verblüffen und weisen auf das dringende Erfordernis hin, sich auf die sozialen Veränderungen einzustellen, die ein so gewaltiger Strom von Reisenden der Menschenfamilie bringen wird.

Aber die Männer aus MEINEM Land tun solche schrecklichen Dinge nicht!! (Wirklich nicht?)

Australien: Bradley Pendragon, 33 Jahre alt, technischer Sachverständiger aus Brisbane, Australien. Festgenommen am 10. November 1993 in Chiang Mai, Thailand, wegen sexuellen Mißbrauchs mehrerer junger Mädchen – das jüngste war acht Jahre alt. In seinem Besitz fanden sich zahlreiche Photos, einige davon mit stark sadistischen Szenen.

Österreich: Heinrich Ritter von Neuhofen, 32 Jahre alt, Arzt. Angeklagt des Mordes an dem jungen Mädchen Rosario Baluyot, Olongapo/Philippinen, die er 1987 sexuell mißbraucht und ihr körperfremde Gegenstände in die Vagina eingeführt hatte. 1991 aufgrund juristischer Mängel des Urteils wieder auf freien Fuß gesetzt.

Kanada: Martin Bakker, 61 Jahre alt, ehemaliger Vorsitzender bei Gericht. Gesucht in Kanada, um in 36 gegen ihn anhängigen Verfahren wegen sexuellen Mißbrauchs befragt zu werden. Floh auf die Philippinen. 1991 verhaftet, dann wieder entlassen und 1993 erneut verhaftet und unter Anklage gestellt.

Dänemark: Henning Terngard aus Kopenhagen. Festgenommen im Februar 1991 wegen sexueller Belästigung von Knaben in Pagsanjan, Philippinen. 55 Jahre alt. Für schuldig befunden und zu einer Geldstrafe verurteilt.

England: Steven Mitchell, Berater von Shell Oil. Lebte seit 1985 auf den Philippinen. Festgenommen 1989 wegen minderjähriger Kinder im Haus. Seine Aktivitäten hatten eine Gruppe besorgter Eltern veranlaßt, sich an die Polizei zu wenden und zu protestieren. Ausgewiesen im Juli 1990, doch unter falschem Namen wieder eingereist.

Frankreich: Thierry de Ballincourt, 42 Jahre alt, Arzt. Des sexuellen Mißbrauchs von Knaben zwischen 12 und 16 Jahren in Sri Lanka überführt. Zu einer Geld- und Freiheitsstrafe auf Bewährung verurteilt.

Deutschland: Hans Eitze (alias Joseph Makowski), 52 Jahre alt. Vergewaltigte in Boracay/Philippinen ein dreieinhalb Jahre altes Kind. Festgenommen, nachdem der Vater des Kindes die Polizei eingeschaltet hatte. In Haft genommen, konnte jedoch durch Vergabe von Bestechungsgeldern aus dem Gefängnis entfliehen und das Land verlassen.

Japan: Shinichiro Ishii, Geschäftsmann. Angeklagt der mehrfachen Vergewaltigung von mindestens achtzehn philippinischen Mädchen im Alter zwischen 13 und 15 Jahren. Innerhalb von achtzehn Monaten dreimal verhaftet, doch jedesmal unter mysteriösen Umständen wieder entlassen.

Norwegen: Gunnar Ungulen, 45 Jahre alt, Manager eines philippinischen Export-Import-Unternehmens in Manila. Festgenommen wegen der sexuellen Belästigung von Knaben und des Landes verwiesen.

Schweden: Bengt Bohlin, 66 Jahre alt, im Ruhestand. Festgenommen 1993 wegen des sexuellen Mißbrauchs von Knaben in Pattaya, Thailand. Freigelassen gegen Kaution, konnte das Land verlassen.

Vereinigte Staaten von Amerika: Stephen Raymond, 43 Jahre alt, Reiseveranstalter aus Kalifornien. Mitglied von NAMBLA. Eröffnete ein »Pflegeheim« für Knaben in Bangkok. Verhaftet und mit einer Gefängnisstrafe belegt. 1991 in die USA deportiert, um dort wegen Pädophilie angeklagt zu werden.

In den vergangenen Jahren wurden in Asien außerdem Pädophile oder Sextouristen aus folgenden Ländern verhaftet und entweder deportiert oder zu einer Geldstrafe verurteilt: Belgien, Hongkong, Italien, Niederlande, Neuseeland, Pakistan, Saudi Arabien, Südafrika, Spanien und Schweiz.

7

Die neuen Pornographen

Dr. Hisayoshi Maruyama ist ein Kinderarzt mit eigener Praxis in Sugnuamiku, Tokyo. Er wird als freundlicher und angesehener Mann beschrieben, der sehr gut mit Kindern umzugehen versteht. Doch der 39jährige trägt ein dunkles Geheimnis mit sich herum. Er ist pädophil und gerät hauptsächlich dann in sexuelle Erregung, wenn er dem sexuellen Mißbrauch von Kindern zuschaut.

Im April 1991 reiste er auf die Philippinen, wo er sich in einem guten Hotel in Makati einquartierte. Nachdem er Kontakt zu einem Zuhälter namens Dong geschlossen hatte, konnte er mit diesem arrangieren, daß man ihm Kinder in sein Hotelzimmer brachte.

Dong lebte im Armenbezirk Barrio Sto. Nino von Pasay City und kannte sich in seiner Nachbarschaft bestens aus. Er sprach zwei Kinder an, ein Mädchen im Alter von elf und einen Jungen im Alter von zehn Jahren, und lud sie ein, mit ihm zusammen zu einem japanischen Freund zu gehen. Wenn sie alles tun würden, was der verlangte, würden sie ausreichend zu essen und sehr viel Spielzeug bekommen. Sie gingen zum Hotel Copacabana, wo Dr. Maruyama bereits wartete. Geld wechselte den Besitzer, und Dong verschwand. Nachdem Dr. Maruyama die Kinder mit einem kleinen Imbiß versorgt hatte, befahl er ihnen, sich auszuziehen und einander zu »umwerben« (diese Umschreibung ist den Zeitungsberichten entnommen). Er forderte immer mehr von ihnen. Das Mädchen wurde auf dem Bett festgebunden, der Junge mit Drogen vollgepumpt, und alles wurde von einer Videokamera festgehalten. Es hatte erst ein

Ende, als die beiden Kinder vor Erschöpfung vom Schlaf übermannt wurden.

Kurze Zeit später erschien Dong mit sechs weiteren Knaben und einem kleinen Mädchen. Alle Kinder mußten sich ausziehen und wurden unter die Dusche geschickt. Dann wurden sie zu verschiedenen Handlungen gezwungen. Das einzige Mädchen in der neu hinzugekommenen Gruppe war gerade sieben Jahre alt. Die Knaben mußten einer nach dem anderen sexuelle Handlungen an dem Mädchen vornehmen und sich außerdem gegenseitig befingern.

Nach mehreren Stunden dieses Treibens war der Arzt für Augenblicke so sehr mit seiner Kamera beschäftigt, daß die 11jährige die Gelegenheit wahrnehmen konnte, um zu entkommen und ihre Mutter anzurufen. Unverzüglich wurde die Polizei informiert und zu dem besagten Hotel geschickt.

In Dr. Maruyamas Besitz fanden sich zahlreiche Filme, die er auf den Philippinen gedreht hatte. Auf der Polizeidienststelle von Pasay wurde ihm als Strafe die Zahlung einer Abfindungssumme von 2.000 Pesos (80 US-$) für jedes der mißhandelten Kinder auferlegt. Sozialarbeiter, die beauftragt wurden, sich um die Kinder zu kümmern, äußerten die Befürchtung, daß das jüngste Mädchen durch die Erlebnisse ein lebenslanges Trauma davongetragen haben könnte.

Die Geschichte von Dr. Maruyama ist nur eines von zahlreichen Beispielen aus der jüngeren Vergangenheit über Pornographen bei der Arbeit. Die Zeitungen berichteten seinerzeit detailliert über den Vorfall, und die Wellen der Empörung schlugen sowohl wegen der Geschehnisse selbst als auch wegen der geringen Strafe hoch. Als man sich auf den Philippinen an die Verbesserung der Gesetze zum Schutze von Kindern begab, begründete man dies unter anderem mit diesem Fall.

Die Nachfrage nach Kinderpornographie entspringt zum Teil einem charakteristischen Merkmal von Pädophilen: dem unwiderstehlichen Drang zu sammeln. Pädophile haben die typische Angewohnheit, Magazine und Nacktfotos, Dias und Pornofilme zu sammeln, die sie häufig mit detaillierten Daten und Hintergrundinformationen versehen und katalogisieren. Viele Pädophile führen außerdem detailliert Tagebuch über ihre sexuellen Aktivitäten und ein Register über die Kinder, die sie mißbraucht haben – manchmal auch eines über andere Pädophile.

Einen bemerkenswerten Einblick in das Leben eines Pädophilen bot uns ein Mann namens »Ralph«, der alleine in seiner kleinen Heimatstadt über fünfzig Knaben in seine sexuellen Aktivitäten hineingezogen hatte. In seinem Computer führte er ein äußerst detailliertes Verzeichnis, das Informationen über sexuelle Aktivitäten mit über vierhundert Knaben und einigen wenigen Mädchen enthielt. Die Informationen enthielten Querverweise, und für jedes seiner Opfer hatte er ein Biorhythmus-Diagramm entworfen. Außerdem führte er eine Art Sexualgeschichte jedes einzelnen Kindes und einen Index, über den er leichten Zugang zu jeder gewünschten Information oder zu Photos von ganz bestimmten sexuellen Handlungen fand. Der Computer war mit einem Datenvernichtungsprogramm ausgestattet, welches der Mann jedoch vor der für ihn überraschenden Verhaftung nicht mehr starten konnte.

Es stellte sich heraus, daß Ralph zum Zeitpunkt seiner Verhaftung eine fünfjährige Bewährungsfrist wegen sexueller Belästigung von Kindern in einer anderen Gegend zu verbüßen hatte. In einem anderen Bundestaat hatte er zwanzig Jahre zuvor wegen sexuellen Mißbrauchs von Kindern eine Gefängnisstrafe absitzen müssen. Nur einen Monat vor der diesmaligen Verhaftung hatte sein Psychiater in einem Brief an Ralphs Bewährungshelfer geschrieben, daß »es keinen Hinweis auf ein Wiederauftreten der Symptome gibt. Ich glaube deshalb sagen zu können, daß sein Problem gelöst ist.«[24]

24 Ralphs Geschichte entstammt dem Artikel: »Child Pornography and Sex Rings« von Kenneth V. Lanning und Ann Wolbert Burgess. Quelle unbekannt.

Dieser Ralph war ein systematischer Sammler ersten Ranges und stellte ein beeindruckendes Beispiel dar für jene extreme Leidenschaft, eine Liste der »Trophäen« zusammenzustellen, wie es für Pädophile so charakteristisch ist. Sein Fall ist aber auch ein deutlicher Hinweis auf die enorme Schwierigkeit, diejenigen zu identifizieren, die sexuellen Mißbrauch von Kindern treiben. Wenn sogar Psychiater und Bewährungshelfer das Ausmaß der verborgenen Aktivitäten von ihnen anvertrauten Personen nicht nur nicht erkennen, sondern selbige sogar ausdrücklich in Abrede stellen, dann muß die Möglichkeit für den Laien, derartige Hintergründe zu erkennen, äußerst gering sein.

Die neuen Technologien bieten Pädophilen verbesserte Möglichkeiten der Geheimhaltung und Untergrundkommunikation. Wenn Ralph das Datenvernichtungsprogramm in seinem Computer noch hätte starten können, dann hätten wir von den über vierhundert mißbrauchten Kindern wohl nie etwas erfahren. Der wachsende Zugang zu Technologie befähigt Einzelpersonen und Clubs, ohne nennenswerte Schwierigkeiten und mit einer nur geringen Gefahr, entdeckt zu werden, Daten zu sammeln und Informationen auszutauschen.

In Amerika entwickelte elektronische Datenmagazine, die nur über Codewörter zugänglich sind, räumen Pädophilen die Möglichkeit ein, anonyme Informationen über Kinderpornographie oder Decknamen verfügbarer Kinder auszutauschen. Ein Beitrag in einem Rundschreiben unter Pädophilen unterstrich, daß Datenmagazine von besonderem Wert für Pädophile seien, »allein schon gemessen an der Tatsache, daß wir uns in vielen Situationen auf oder nahe der Grenze des gesetzlich Erlaubten bewegen.«

Ein getarnter Polizeibeamter hinterließ in einem dieser Datenmagazine die Nachricht: »Hey! Ich heiße Billy. Ich bin dreizehn und neugierig, ob ich einen netten Freund finde, der mir etwas über die schönen Dinge des Lebens erzählen kann.« Innerhalb weniger Stunden trafen Dutzende von

Mitteilungen Erwachsener ein, die »Billy« zu treffen hofften.[25] Ferner hat die mittlerweile weite Verbreitung von Videogeräten dem Reiz der Pornographie eine neue Dimension verliehen. Zum überwiegenden Teil besitzen die sexuellen Triebtäter heute eine Videokamera, und viele bestehen darauf, ihre Handlungen mit den Kindern zu filmen. In Asien ist diese Forderung so häufig gestellt worden, daß die Zuhälter inzwischen von sich aus danach fragen, ob der Kunde die sexuellen Handlungen filmen möchte – wenn ja, muß er dazuzahlen.

Abgesehen von einer eventuellen erotischen Faszination liegt die Attraktivität jener Technologie in ihrer Diskretion. Mit einer Videokamera kann man die aufgenommenen Szenen sofort anschauen, und der Pädophile braucht nicht das Risiko einzugehen, den Film zur Entwicklung in ein Fachgeschäft zu geben, wo dritte Personen ihn möglicherweise sehen könnten. Von noch größerer Attraktivität ist für einige Pädophile die Entdeckung, daß im Falle der Verfügbarkeit von zwei Videogeräten die Möglichkeit gegeben ist, Filmkopien in unbegrenzter Anzahl herzustellen, die man an die Freunde in den Pädophilenclubs oder an eine der zahlreichen Videoorganisationen, die sich in jüngster Zeit auf Kinderpornographie spezialisieren, verkaufen kann.

Kinderpornographie kann verschiedene Zwecke erfüllen. In erster Linie dient sie der sexuellen Stimulierung Pädophiler, deren sexuelle Phantasie durch die Filmaufnahmen angeregt wird. Da das Kind zeitlich eingefroren wird, bleibt der Film für den Pädophilen, der ein besonderes Interesse an Kindern eines speziellen Alters hat, immer aktuell. Doch Pädophile setzen Pornographie auch ein, um Hemmschwellen von Kindern, denen sie nachstellen, abzubauen. Viele haben eine ganz bestimmte Technik entwickelt, um die Gefühle der Kinder zu manipulieren. Sie wissen, daß Filme neugierig machen und den Eindruck vermitteln, daß

25 Aus: »Report on Child Pornography and Pedophilia by the Permanent Subcommittee on Investigations of the United States Senate« Washington 1986. S.15.

die gezeigten Dinge tolerabel seien. Doch nicht zuletzt kann der Pädophile ein Videoband, auf dem seine pornographischen Handlungen mit einem Kind festgehalten sind, als Druckmittel verwenden, indem er das kindliche Opfer warnt: »Wenn du mich nicht mehr besuchen kommst, zeige ich diesen Film deinen Eltern!«

Für die meisten Unternehmer ist das wichtigste Merkmal von Kinderpornographie ihr kommerzieller Wert, den sie sowohl als Austauschware unter Pädophilen wie auch als heiße Ware für Zwischenhändler hat. Die Produktion eines Pornofilms kann eine beträchtliche Geldsumme einbringen. Wenngleich manche Schätzungen über die Größenordnung der Einkünfte aus dem Verkauf von Pornographie mit Sicherheit übertrieben sind, handelt es sich um eine große Industrie, besonders in den westeuropäischen Ländern, deren Gesetze dem Vertrieb pornographischer Produkte keine sehr engen Grenzen setzen.

Die Polizeiapparate westlicher Länder, die regelmäßig größere Mengen verbotener Pornofilme beschlagnahmen, haben auf die große Zahl von Filmen aufmerksam gemacht, die in Asien gedreht werden. Dies gilt vor allem für die Kinderpornographie. Asiatische Kinder scheinen den westlichen pädophilen Zuschauer ganz besonders zu faszinieren.

1985 galt ein thailändischer Staatsbürger namens Manit Thamaree als einer der weltweit größten Produzenten von Kinderpornographie. Er verschickte Filme und Photos in viele Teile der Welt, und seine Verhaftung durch die thailändische Polizei resultierte aus der Beunruhigung der amerikanischen Zollbehörden über die Größenordnung der pornographischen Produkte, die aus Thailand kamen. Über einen Zeitraum von neun Monaten sammelten getarnte Zollbeamte via Postversand verschickte Materialien von Manit und arrangierten dann ein Treffen mit ihm in Thailand, angeblich um sechshundert Kinderpornographie-Negative zum Preis von 5.000 US-$ zu erwerben. Manit wurde verhaftet und zu einer kurzen Gefängnisstrafe verurteilt.[26]

Pornofilme und nicht zuletzt auch Kinderpornos sind auf den Straßenmärkten vieler asiatischer Städte leicht zu bekommen. Eine lautstarke Kampagne von Sozialarbeitern führte erst kürzlich in Taipei zu einem polizeilichen Verbot für Vorführungen von kinderpornographischen Videos.

Die negativen Begleiterscheinungen für Kinder, die als Darsteller in Pornofilmen mitwirkten, sind langfristig. Wenn ein Kind bei der Ausführung sexueller Handlungen gefilmt worden ist, kann ihm das bloße Wissen um die Existenz dieses Films in späteren Jahren mitunter größeren Schaden zufügen als seinerzeit die Handlungen selbst. Es gibt Fälle von in die Prostitution geratenen Kindern, die bis in die Gegenwart den Gedanken, daß irgendwo auf der Welt ein Film mit ihnen als Sexdarsteller existiert, keinen Augenblick aus ihrem Bewußtsein verdrängen können, obwohl man ihnen schon längst ein neues Umfeld verschafft hat. Wenn sie abends zu Bett gehen, überfällt sie die Vorstellung, daß im selben Augenblick irgendwo auf der Welt Leute sitzen, die ihnen bei der Ausführung ungehöriger sexueller Handlungen zuschauen. Nie können sie vergessen, was geschehen ist, nie können sie ihre Erinnerungen abstreifen.

Wie aber kann die Nachfrage nach Kinderpornographie gedrosselt und ihre Verteilung eingeschränkt werden? Eine Möglichkeit wäre, die Gesetze über Produkte mit kinderpornographischen Inhalten zu verbessern. Verschiedene Länder haben in der jüngeren Vergangenheit die Gesetze gegen die Produktion und Verteilung von Kinderpornographie verschärft, und es wurden Mittel und Wege gefunden, den Import im Gepäck von Reisenden zu überwachen.

Einige Länder haben den Besitz von Kinderpornographie zur Straftat erklärt. In Europa zum Beispiel Großbritannien

26 »Children and Pornography. A Survey of the Protection of Minors Against Pornography« ICCB. 1988.

mit dem Gesetz zum Schutz von Kindern (1978), nach dem der Besitz Anstoß erregender Photos von Kindern mit einer Höchststrafe von drei Jahren Haft geahndet werden kann, oder die Niederlande (holländisches Strafgesetz in der abgeänderten Fassung vom 9. Oktober 1993), die denjenigen, dem der Besitz von Kinderpornographie nachgewiesen wird, mit bis zu vier Jahren Gefängnis und einer Geldstrafe bis zu 25.000 Gulden bestrafen. Die Bundesrepublik Deutschland unterzieht ihre diesbezüglichen Gesetze gegenwärtig einer Neuordnung. Andere europäische Länder haben in Betracht gezogen, ihre Gesetze über den Besitz von Kinderpornographie zu revidieren, dann jedoch davon abgesehen.

Die Dinge liegen nämlich nicht so einfach, wie es auf den ersten Blick erscheint. In Europa und Amerika – nicht so in Asien – gibt es mitgliederstarke Gruppierungen, die sexuelle Rechte für Kinder einfordern. Zu ihnen gehören bürgerliche Indeterministen wie organisierte Pädophile und Sexologen, die von dem Argument ausgehen, daß einzig und allein die intuitive Entscheidung des Kindes maßgebend ist.

Derartige Argumente sind leicht zu entschärfen: Ein Kind, das in Sklaverei gehalten und zur Prostitution gezwungen wird, hat überhaupt nicht die Möglichkeit, eine bestimmte Entscheidung zu treffen. Wenn ein Kind in die Prostitution getrieben wird, geschieht dies niemals aus einer gegenseitigen Übereinkunft heraus. Das Kind kann nicht über die Benutzung eines Kondoms, um den Preis für die Dienstleistung oder gegen die Aufnahme eines Videofilms verhandeln. Es ist vollkommen abwegig, ernsthaft in Betracht zu ziehen, daß ein Videofilm mit einem kommerziell ausgebeuteten Kind das Produkt einer freien Entscheidung sein könne.

Gesetzesänderungen werden keine endgültige Lösung für die Probleme mit Pornographie und Kinderprostitution bringen können, doch sie können dazu beitragen, die Verbreitung von Materialien einzuschränken, welche nicht wiedergutzumachenden Schaden anrichten können.

8

Die Gefahr AIDS

Der Tourist hatte gerade das Hotel verlassen, als er auch schon von einem elegant gekleideten Einheimischen angesprochen wurde, der ohne Umschweife zur Sache kam: »Wünschen Sie ein paar schöne Stunden? Möchten Sie ein hübsches Mädchen kennenlernen und mit ihr schlafen? Oder möchten Sie einen Knaben für die Nacht?«

Nun, man hatte den Touristen darauf vorbereitet, daß so etwas geschehen würde, doch insgeheim fühlte er sich geschmeichelt. Da man ihn zu Hause für gewöhnlich ignorierte, tat es seinem Selbstwertgefühl gut, daß hier ein Fremder soviel Aufhebens um seine Person machte. Und schließlich war er im Urlaub, und den galt es zu genießen. Wie konnte dies besser geschehen als im Zusammensein mit einem hübschen jungen Mädchen?

Er redete um den heißen Brei herum: »Nein, ich denke nicht, zu gefährlich – wegen AIDS.«

Der Schlepper kannte solche Ausflüchte nur zu gut. »Kein Problem, mein Herr. Dort, wo ich Sie hinführen könnte, werden die Mädchen wöchentlich untersucht und können eine Bescheinigung vom Krankenhaus vorweisen. Sie sind alle jung und gesund. Kein Problem, glauben Sie mir.«

»Nun, ich weiß nicht so recht.«

»Was halten Sie davon: Ich bringe Sie persönlich mit dem Wagen hin, und Sie schauen sich einmal alles in Ruhe an. Wenn Sie nicht wollen, okay. Ich bringe Sie geradewegs hierher zurück. Kein Problem. Sie schauen es sich nur an.«

Was gab es zu verlieren? Der Tourist willigte ein.

Der Massagesalon befand sich zurückgelegen von der

Straße und hatte das Aussehen eines alten griechischen Tempels. Mächtige Säulen aus weißem Marmor (in Wirklichkeit Plastik) waren vom Licht bunter Lampen überflutet, und im Hof plätscherte lustig ein Springbrunnen. Dies war nicht das schäbige Bordell, das der Tourist im Grunde erwartet hatte.

Der Schlepper führte ihn durch das Foyer zu einem großen Raum mit Bar und Coffee-Shop, wo sie an einem Tisch Platz nahmen, um ein Bier zu trinken. Alsbald überraschte sich der Tourist dabei, daß er durch ein großes Glasfenster starrte, hinter dem – mehr oder minder spärlich bekleidet – Dutzende junger Mädchen saßen, von denen jedes eine Nummer trug.

»Ich habe einen guten Ratschlag für Sie«, sagte der Schlepper. »Sie machen sich Sorgen wegen AIDS, nicht wahr? Also suchen wir ein ganz junges Mädchen für Sie aus, das gerade erst angefangen hat, hier zu arbeiten. Dann haben Sie erst recht nichts zu befürchten. Trinken Sie in Ruhe Ihr Bier, ich erledige das schon.«

Nur wenig später befand sich unser Erstbesucher dieses Landes in Begleitung eines fünfzehnjährigen Mädchens in einem einfach eingerichteten Schlafzimmer. Die Kleine wirkte zierlich, sehr jung und unschuldig. Der Tourist konnte natürlich nicht erahnen, daß sie bereits seit drei Monaten eine Gefangene der Betreiber dieses Massagesalons war. Sie hatte heftig protestiert, als man sie in diesen Raum gesperrt und gezwungen hatte, Kunden zu empfangen, doch nachdem sie mehrmals Prügel bezogen hatte, war ihr klar geworden, daß es klüger war, sich mit dem Strom treiben zu lassen. Ihr Lächeln verbarg ihre Erniedrigung, als sie den Touristen ermutigte, mit ihr zu tun, was immer er wünsche, und als er ihr hinterher ein zusätzliches Trinkgeld zusteckte, hauchte sie ein artiges Dankeschön.

Derartige Szenen spielen sich in den Massagesalons und Bordellen asiatischer Städte Abend für Abend in hundertfacher Ausführung ab. Die Kuppler wissen genau, daß die meisten Kunden trotz ihrer Angst vor AIDS lieber kein Kondom verwenden. Die Lösung ist einfach. Man muß ihnen möglichst junge und gesund aussehende Partner vermitteln, die durch ihr äußeres Erscheinungsbild den Eindruck erwecken, frei von sexuell übertragbaren Krankheiten zu sein und sicheren Sex bieten zu können.

Irgendwie müssen wir die Information in das Bewußtsein der Touristen bringen, daß sexueller Kontakt zu einem Kind in Wirklichkeit sogar ein höheres Risiko in sich birgt, sich mit dem AIDS-Virus zu infizieren, als ein sexueller Kontakt zu einer erwachsenen Person. Eine AIDS-Ansteckung kann nur erfolgen, wenn Blut, Samen oder Scheidenflüssigkeit einer mit HIV infizierten Person mit dem Blut oder der Schleimhaut einer gesunden Person in Berührung kommt.

Dies kann natürlich in vielerlei Weise geschehen, doch das größte Risiko ist gegeben, wenn ein Erwachsener Geschlechtsverkehr mit einem Kind hat, insbesondere bei Analverkehr. Natürlich sind die noch nicht voll entwickelte Vagina eines jungen Mädchens oder der Anus eines Knaben sehr verletzungsanfällig. Ein zur Prostitution gezwungenes Kind muß viele Kunden empfangen, und deshalb hat die einmal verletzte Schleimhaut des jungen Körpers niemals Zeit, sich vollkommen zu regenerieren. Das Kind wird schnell zu einer wandelnden AIDS-Bombe.

Noch Mitte der achtziger Jahre wurden kaum AIDS-Fälle aus Asien gemeldet, doch im Zeitraum von weniger als zehn Jahren haben sich nach Angaben der Weltgesundheitsorganisation über eine Million Asiaten mit dem Virus infiziert, größtenteils in Thailand und Indien. Es fällt auf, daß diese beiden Länder gleichzeitig diejenigen mit der weitesten Verbreitung von Kinderprostitution sind.

Ein erst kürzlich veröffentlichter Untersuchungsbericht der Asiatischen Entwicklungsbank verbreitete die Prognose, daß im Jahre 2000 der größte Teil der weltweit dann ungefähr vierzig Millionen HIV-Infektionen und zehn Mil-

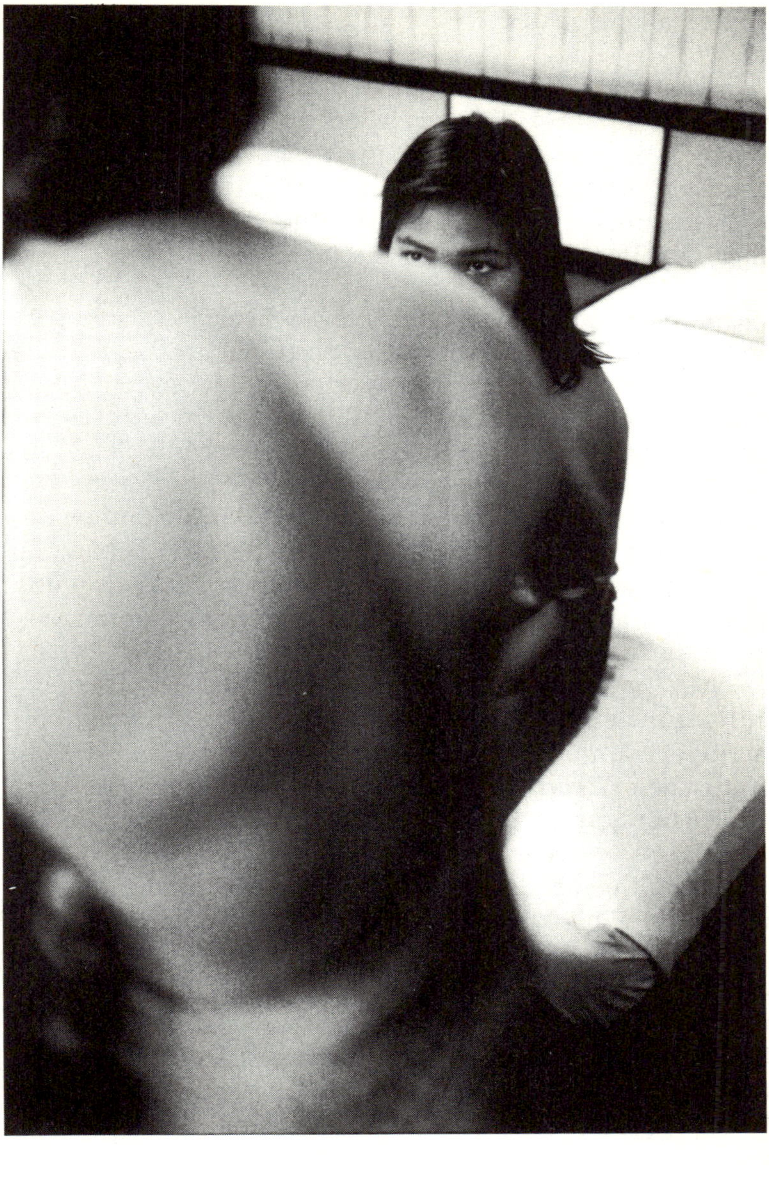

lionen akuten AIDS-Erkrankungen auf Asien entfallen wird.[27]

In Thailand beginnt die Situation katastrophale Ausmaße anzunehmen, und die Offiziellen übertreffen sich in der Darstellung von Horrorszenarien. Die meisten Untersuchungen stimmen darin überein, daß mittlerweile ein Prozent der thailändischen Bevölkerung den AIDS-Virus in sich trägt, das sind 500.000 Menschen.

Wenn Sie von den genannten Zahlen überrascht sein sollten, dann werfen Sie doch einmal einen Blick auf die für die nächsten sechs Jahre prognostizierten Zuwachsraten. Angaben der Weltgesundheitsorganisation zufolge wird es zur Jahrtausendwende zwischen zwei und vier Millionen Menschen mit einer HIV-positiv-Infektion geben. Kaum war diese Schätzung veröffentlicht, als dem AIDS-Komitee des amerikanischen Unterhauses bereits eine neue Schätzung vorgelegt wurde, die für das Jahr 2000 zwischen drei und sechs Millionen HIV-positiv getestete Personen voraussagte. Diese Zahlen basierten auf Hochrechnungen der thailändischen *Population and Community Development Association.*[28] Nimmt man den Durchschnittswert aller getroffenen Vorhersagen, dann werden zur Jahrtausendwende 5% der thailändischen Gesamtbevölkerung HIV-positiv getestet sein, vielleicht sogar 8% bis 10%. Die Voraussagen zeichnen also ein wahres Schreckensbild.

Diese Zahlen bedeuten, daß zum Ende des Jahrhunderts in Thailand bis zu 160.000 Menschen pro Jahr an AIDS sterben könnten – bei jedem dritten Todesfall wäre im Jahr 2000 in dem südostasiatischen Land dann ein AIDS-Opfer zu betrauern. Der in unermüdlicher Weise Feldzug um Feldzug gegen AIDS führende Meechai Viravaidya sagt, daß die Sexindustrie allmählich in »Todesindustrie« umbenannt werden müsse.

---

27 Vijaya Sankar: »The Deadly Spread« In: Frontline. 28. August 1992.
28 New York Times. 20. Juli 1991.

Kinderprostitution trägt nicht zur Entschärfung der Situation bei. Im Durchschnitt erweist sich mindestens jedes zweite Kind, das aus einem Bordell befreit und getestet wird, als Träger des AIDS-Virus. Im einzelnen scheinen die Zahlen dabei von der Lage der Bordelle abzuhängen. In nobleren Etablissements ist die Zahl der AIDS-infizierten Kinder offensichtlich niedriger als in den billigen Bordellen.

Zum überwiegenden Teil sind es thailändische Männer, die die preiswerten Bordelle aufsuchen, und gerade sie sind äußerst schwer zu bewegen, Kondome zu benutzen. Eine Umfrage aus dem Jahre 1990 führte zu dem Ergebnis, daß 59% der Bordellbesucher niemals und 20% nur gelegentlich ein Kondom anlegen. Der Prozentsatz derjenigen, die Kondome benutzen, mag sich in den vergangenen drei Jahren erhöht haben, doch es wird noch sehr lange dauern, bis es zur Regel geworden ist.

Die Situation in Indien ist vermutlich ähnlich dramatisch, doch aufgrund unzulänglicher Testverfahren ist es nicht möglich, einigermaßen genaue Zahlen der Betroffenen zu nennen. Krankenpfleger behaupten, daß mehr als jede Dritte der 100.000 Prostituierten Bombays mit dem HIV-Virus infiziert ist. 1991 stellte sich bei stichprobenartigen Blutuntersuchungen unter Bombays Prostituierten heraus, daß 40% der Getesteten HIV-positiv waren, ein gewaltiger Anstieg im Vergleich zu einer vergleichbaren Testreihe aus den Jahren 1988/89, als das Virus nur bei 2% der Frauen nachgewiesen worden war.[29] Nationale Schätzungen über die Zahl der indischen HIV-Träger variieren stark, es werden Zahlen zwischen einer Million und 2,5 Millionen genannt.[30]

Die Fabeln, die um AIDS gestrickt werden, erschweren die Aufklärung beträchtlich. Im indischen Bundesstaat Manipur wurden noch 1993 nachweislich mit AIDS infizierte Personen zusammen mit Schwerverbrechern ins Gefängnis gesteckt.

---

29 Jawed Naqvi: »Indian Highways« In: India West. 20. November 1992.
30 Ron Moreau. In: Newsweek. 29. Juni 1992.

Schon seit langem ist zu beobachten, daß viele der jungen asiatischen Mädchen, die zu Prostituierten werden, aus ländlichen Herkunftsgebieten in Thailand, auf den Philippinen oder in Indien herausgelockt werden und im blinden Vertrauen auf falsche Versprechungen in das Gewerbe hineingeraten. In vielen Herkunftsgebieten hat ein Rückstrom der Betroffenen erstaunliche Ergebnisse zur Folge. Der Rückstrom ist noch gering, doch er wächst. Es handelt sich um junge Mädchen, die in ihre Dörfer zurückkehren, nachdem sie sich mit AIDS oder einer anderen sexuell übertragbaren Krankheit infiziert haben. Die Wirkung dieser jungen Mädchen auf das breitere soziale Umfeld ist beträchtlich.

Eine ländliche Kirchengemeinde außerhalb von Chiang Mai im Norden Thailands mußte erleben, wie zwei junge Menschen aus ihrem Dorf, die sich mit AIDS infiziert hatten, zum Sterben nach Hause gebracht wurden. Die Gemeinschaft wurde Zeuge ihres langsamen, qualvollen Sterbens. Während die theoretischen, aufklärerischen Maßnahmen bis in die Gegenwart hinein zum größten Teil erfolglos geblieben sind, mag das unmittelbare Miterleben der Konsequenzen aus ungeschütztem Sex vielleicht bewirken, daß Eltern und die Gemeinschaft es allmählich nicht mehr so scheinbar gleichgültig hinnehmen werden, daß Kinder oder Jugendliche in die Prostitution geraten.

Der Nachschub an Kindern aus den ländlichen Gebieten Thailands, der Philippinen und Indiens ist dünner geworden, doch das Angebot aus den Nachbarländern hat sich deutlich erhöht. Der Handel mit Kindern aus neuen Nachschubgebieten ist bereits bestens organisiert und in stetem Wachstum begriffen. Wenn diese Kinder irgendwann in ihre Herkunftsländer zurückkehren, werden sie das verhaßte Virus mit großer Wahrscheinlichkeit in neue Regionen Asiens transportieren.

Auch Touristen, die aus dem Urlaub zurückkehren, bringen das Virus mit in ihre Heimat. Als in Japan verschiedene Untersuchungsreihen durchgeführt wurden, kam es für viele nicht überraschend, daß sich über 60% der japanischen Männer, die sich das Virus durch heterosexuellen Geschlechtsverkehr zugezogen hatten, während einer Auslandsreise infizierten. 1992 reisten eine Million japanische Männer nach Taiwan, 500.000 nach Korea und 253.000 nach Thailand. Zum Teil waren diese Männer im Rahmen einer Sexreise im Ausland, die ihre Unternehmen als Prämie für gute Arbeit ausgesetzt hatten.

Die Handelskammer von Tokyo zeigte sich darüber so besorgt, daß sie Fördermittel für ein Programm zur Verfügung stellt, in dessen Rahmen alle Unternehmen eine AIDS-Aufklärung anbieten, um vorzubeugen, daß sich ihre Mitarbeiter während der Auslandsreisen leichtfertig mit dem Virus infizieren. Das Gespenst AIDS hat die Anzahl der Sextouristen jedoch nicht verringert, sondern lediglich bewirkt, daß diese sich neue Zielgebiete ausgesucht haben, die sie für sicherer halten.

Unterdessen wird die Saat für asiatische AIDS-Epidemien des nächsten Jahrhunderts in den Kindern herangezogen, die heute in den Bordellen Asiens arbeiten.

9

Vom Zorn zum Handeln

Wenn man ein dreizehnjähriges Mädchen anschaut, das sexuell so entsetzlich mißbraucht wurde, daß es den ausdrucksleeren Blick einer wandelnden Leiche hat, und über sie erfährt, daß sie bereits mehrfach versucht hat, sich umzubringen, dann fällt es leicht, in Zorn zu geraten.

Wenn man einen betrunkenen, sehr korpulenten deutschen Mann zu mitternächtlicher Stunde zu seinem Hotel wanken sieht, an der Hand einen zwölfjährigen Jungen, der sich willenlos mitschleppen läßt, dann fällt es leicht, in Zorn zu geraten.

Wenn man ein Kinderheim besucht und dort zwanzig junge burmesische Mädchen trifft, die aus einem Bordell befreit wurden, und dann erfährt, daß mehr als die Hälfte von ihnen HIV-positiv getestet worden ist, dann fällt es leicht, in Zorn zu geraten.

Derartige Geschichten gehörten in den vergangenen Jahren für Sozialarbeiter zum Alltag, und das Wissen darüber hilft uns zu verstehen, warum immer mehr Zorn gegen den Menschenhandel mit Kindern laut wird. Kinder sind der größte Reichtum eines Landes und verdienen es, mit Respekt und Liebe behandelt zu werden. Kinder zu zerstören, heißt die Zukunft eines Landes zu zerstören.

Das ganze Ausmaß des Problems der Kinderprostitution in Asien wurde erst durch eine Konferenz in Chiang Mai im Mai 1990 ersichtlich. Damals wurde die Idee geboren, eine »Kampagne zur Beendigung der Kinderprostitution im asiatischen Tourismus (ECPAT)« ins Leben zu rufen[31]

Ein solcher Schritt zählt nicht zu den üblichen Vorgehensweisen von Sozialarbeitern. Im allgemeinen handeln Menschen so, die eine schlimme Situation erkannt haben und nach einer gerechten Lösung suchen. Viele Menschen sind in der Vergangenheit angesichts der Situation der ausgebeuteten Armen in Asien in Zorn geraten und haben versucht zu helfen, indem sie ein Waisenhaus, ein ländliches Ausbildungszentrum, ein Zufluchtsheim für Frauen, eine Stätte für Heimarbeit oder ähnliche Objekte eröffneten. Es schien deshalb die naheliegende Lösung zu sein, für in die Prostitution geratene Kinder Heime zu errichten, die ihnen fürsorgliche Beratung und eine gebührende Umgebung für die Wiedereingliederung in die Gesellschaft bieten.

Doch es stellte sich bald heraus, daß bereits mehr als einmal versucht worden war, in die Prostitution geratene Kinder in Rehabilitationszentren wieder an ein geordnetes Leben heranzuführen, ohne daß jemals von dauerhaften Erfolgen hätte berichtet werden können. Ein Kind, das fortlaufend sexuell mißbraucht wurde, ist für gewöhnlich so traumatisiert, daß eine vollständige Heilung eher unwahrscheinlich ist. Bemühungen zur Rehabilitation können deshalb bestenfalls eine ständig aufrechtzuerhaltende Maßnahme sein.

Eine hervorragende Zusammenfassung der Auswirkungen des fortlaufenden Mißbrauchs von in die Prostitution geratenen Kindern gibt uns Mimi H. Silpert von der *Delancey Street Foundation, USA*: »Da sie ständigem Mißbrauch und Quälereien unterworfen sind, über die sie keine Kontrolle haben und die sie nicht verstehen, entwickeln solche Jugendliche eine Haltung, die ich ›psychologische Paralyse‹ nenne. Diese Haltung raubt ihnen jegliche Fähigkeit, etwas Positives gegen künftige Quälereien zu unternehmen. Sie halten sich für unfähig, ihre destruktive Lebensweise zu verändern, werden hinfällig, machen sich Selbstvorwürfe

31 Bericht über diese Konferenz: Koson Srisang (Hg.): »Caught in Modern Slavery« Bangkok (ECTWT) Januar 1991.

und verstricken sich tief in Hilflosigkeit und Hoffnungslosigkeit. Sie sind in einem Kreislauf der Selbstzerstörung gefangen und entwickeln das Gefühl, keine Kontrolle mehr über ihr eigenes Leben zu haben. Als Folge der Quälereien geraten sie in hochgradig chronische Verwirrung, die es ihnen unmöglich macht, sich aus der sexuellen Ausbeutung zu befreien und ein positives Leben aufzubauen.«[32]

Diese Beschreibung des Gemütszustandes eines in die Prostitution geratenen amerikanischen Kindes ist mehr als nur eine Bestätigung dessen, was Sozialarbeiter in Asien beobachtet haben, und sie hilft zu erklären, warum wir letztendlich zu der Überzeugung gefunden haben, daß in bezug auf das Problem der Kinderprostitution nur ein einziger Weg beschritten werden konnte: Eine internationale Kampagne ins Leben zu rufen, die zum Ziel hat, solchen Praktiken ein für allemal den Garaus zu machen. Denn eines versteht sich von selbst: Die kommerzielle und sexuelle Ausbeutung von Kindern hat in keiner zivilisierten und verantwortlich handelnden menschlichen Gemeinschaft etwas zu suchen.

In den vergangenen drei Jahren haben sich überall in der Welt Vereinigungen gegründet, die diese Auffassung teilen. Aus gemeinsamen Überlegungen heraus nahmen allmählich Strategien Gestalt an, die eine Veränderung bewirken sollen. Im Zentrum stehen zunächst vier Aktivitäten. Das erste Ziel war, politische Schritte zu bewirken. Hätten wir die Politiker nicht davon überzeugen können, daß Gesetzesänderungen dringend notwendig sind, dann hätten uns die rechtlichen Mittel gefehlt, die Kinder zu beschützen. Doch da Gesetzesänderungen allein nicht ausreichen, setzten wir die zweite Priorität auf den Vollzug der Gesetze. Die beiden anderen Strategien richteten sich auf die Verbesserung des Informationsaustausches und die Intensivierung der Nachforschungsarbeiten sowie auf die Etablierung von

32 Mimi Halper Silbert of the Delancey Street Foundation: »The Effects on Juveniles of Being Used for Pornography and Prostitution« o.O., o.J.

Aufklärungsprogrammen sowohl in den Ursprungs- als auch in den Zielländern.

10

Auf der Suche nach politischen Veränderungen

»Es gibt keine Kinderprostituierten in Taiwan ... gut, vielleicht ein halbes Dutzend ... also, jedenfalls kaum welche!«

Der Mann, der diese Erklärung abgab, gehörte zu den führenden Politikern der taiwanischen Regierung. Er sprach die Worte 1991, als die ECPAT-Kampagne gerade in Bewegung kam. Wie war es möglich, daß jemand in seiner Position so weit vom Boden der Tatsachen entfernt war? Wie hätte man ihm erklären sollen, daß in seinem Land junge Mädchen der Ureinwohnerstämme alljährlich zu Hunderten in die Prostitution gezwungen werden? Warum hatten die Medien nichts über die eintausend jungen Mädchen berichtet, die in einem einzigen Stadtbezirk Taipeis unter sklavischen Umständen festgehalten wurden?

Die Zeiten haben sich geändert. In den beiden Jahren nach jenem Gespräch haben mit Kindern arbeitende taiwanische ECPAT-Gruppen weitere Nachforschungen betrieben und stetig Informationen an die Öffentlichkeit geleitet, weshalb heute niemand mehr daran zweifelt, daß in den übelriechenden Bordellen von Taipei und anderen taiwanischen Städten Tausende junger Mädchen gegen ihren Willen festgehalten werden. Als eine sich ausschließlich aus Frauen zusammensetzende Juristinnengruppe im Jahre 1993 erklärte, daß in Taiwan mindestens 90.000 Kinder zur Prostitution gezwungen würden, war selbst den verantwortlichen Politikern klar, daß diese Schätzung der Wahrheit wohl sehr nahe kam.

Ähnliche Zweifel wie in Taiwan schlugen uns damals in vielen asiatischen Ländern entgegen. Es widerstrebte den

Regierungen, offiziell einzugestehen, daß in ihren Ländern Kinder zur Prostitution gezwungen wurden; und wenn es doch einmal eingestanden wurde, dann spielte man es als unbedeutende Angelegenheit ohne große Auswirkungen herunter. In Thailand schloß sich die Regierung der Einschätzung eines Universitätsdozenten an, der die Prostituierten im Kindesalter landesweit auf höchstens 2.000 bezifferte, obwohl nichtstaatliche Organisationen zu jener Zeit bereits von 200.000, 300.000 oder möglicherweise sogar 800.000 sprachen.

Ein Staatsminister Sri Lankas erklärte öffentlich: »Wir wollen nicht behaupten, daß die Probleme AIDS und Kinderprostitution nicht existieren, doch irgend jemand bauscht sie über alle Maßen auf.«[33]

Rückendeckung erhielt er von einem stellvertretenden Generalinspektor, der darüber wetterte, daß Schätzungen auf 20.000 bis 30.000 Kinderprostituierte in Sri Lanka »nicht nur der Tourismusindustrie beträchtlichen Schaden zufügen, sondern auch dem Land gegenüber extrem unfair sind.«[34] Interessant ist in diesem Zusammenhang, daß das Amt für Nationale Planung im Jahre 1991 unter der gleichen Regierung die Zahl von 30.000 Kindern in der Prostitution an die Öffentlichkeit gebracht hatte.

Die offizielle Stellungnahme aus Sri Lanka ist aussagekräftig und steht stellvertretend für ähnliche Stellungnahmen von Politikern aus anderen Ländern. Viele Politiker sind nicht bereit, die Dimension der Kinderprostitutionsproblematik in ihrem Land als wahr zu akzeptieren – häufig in dem Bestreben, die nationale Tourismusindustrie zu schützen. Asiatische Länder hegen den Tourismus wie einen Kessel voller Gold, mit dem sich alle wirtschaftlichen Krankheiten kurieren lassen. Deshalb wird alles, was dem Wachstum der Tourismusindustrie abträglich sein könnte, argwöhnisch beobachtet und als subversiv bezeichnet. In

33 Gamini Lokuge, Staatsminister für Tourismus. In: Daily News. Colombo. 8. Januar 1992.
34 Stellvertretender Generalinspektor für den Großraum Colombo, Merryl Gunaratne. In: The Island. Colombo. 4. Oktober 1992.

einigen Ländern begeht man eine strafbare Handlung, wenn man öffentliche Äußerungen abgibt, die schädigend für die Tourismusindustrie sein könnten.

Eine der wichtigsten Aufgaben von ECPAT war es, die Politiker zu überzeugen, daß die Tourismusindustrie keinesfalls Schaden nehmen, sondern das Land ganz im Gegenteil sogar an Ansehen in der Welt gewinnen werde, wenn endlich Schritte zur Beendigung der offenen Prostitution von Kindern unternommen würden.

Zu ihrer Ehrenrettung muß gesagt werden, daß die meisten Politiker dies auch sofort verstanden haben. Nachdem das Ausmaß der Problematik außer Frage stand, wagte niemand der politisch Verantwortlichen, das Problem der Prostitution von Kindern offiziell herunterzuspielen. Wenngleich die angeführten Zahlen zum Gegenstand der Diskussion wurden, blieb doch die Problematik dieselbe. Ob auf Sri Lanka nun 3.000 oder 30.000 und in Thailand 8.000 oder 800.000 Kinder in die Prostitution gezwungen wurden, änderte nichts daran, daß die bloße Existenz von Kinderprostitution eine beschämende Tatsache ist, die es auszumerzen gilt. ECPAT argumentierte, daß die Beendigung der Kinderprostitution dem Tourismus eines Landes nur zugutekommen und ihn höchstwahrscheinlich sogar fördern werde.

Die ersten Früchte der Kampagne wurden geerntet, als Regierungen ihre Gesetze zu ändern begannen. Auf den Philippinen war es Präsidentin Corazon Aquino, die im Bestreben, ein positives Zeichen ihrer Präsidentschaft zu hinterlassen, die zu keiner Zeit die hohen Erwartungen der Bevölkerung hatte erfüllen können, unmittelbar vor ihrer Amtsniederlegung das Gesetz 7610 der Republik unterzeichnete. Mit Erlaß dieses Gesetzes (Gesetz zum besonderen Schutz vor Kindesmißbrauch, Ausbeutung und Diskriminierung) war das Ministerium für soziale Fürsorge und Entwicklung aufgefordert, in Zusammenarbeit mit anderen Regierungsabteilungen und dem Privatsektor umfassende

Programme zum Schutz von Kindern vor Prostitution und anderem sexuellen Mißbrauch, Menschenhandel, obszönen Publikationen und unzüchtigen Darbietungen zu entwikkeln. Wer gegen dieses Gesetz verstößt, macht sich in schwerer Weise strafbar und unterliegt der gerichtlichen Verfolgung – gleichgültig, ob es sich um philippinische Staatsbürger oder um Ausländer handelt.

Andere asiatische Staaten haben Gesetzesreformen in Angriff genommen. Thailand, Indien und Sri Lanka sind zur Zeit damit befaßt, ihre Gesetze zum Schutz von Kindern zu überarbeiten. Diese Entwicklung wurde gefördert, da verschiedene Staaten die Konvention der Vereinten Nationen über die Rechte des Kindes unterzeichnet haben und infolgedessen dazu verpflichtet sind, ihre Gesetze zu überprüfen und den rechtlichen Schutz der Kinder ihres Landes zu gewährleisten. Die genannten Länder haben in der Vergangenheit keine nennenswerten Schritte gegen ausländische Missetäter unternommen, und es wird wohl auch noch eine Weile dauern, bis die verschärften Gesetze eine Abschrekkung für ausländische Pädophile darstellen werden.

Auch führende Politiker und Parlamentarier anderer Länder haben ihren Blick für die Situation geschärft. Der Ministerpräsident von Vietnam, Vo Van Kiet, gab eine offizielle Erklärung über die Notwendigkeit ab, Kinder vor Prostitution zu schützen, und unterzeichnete einen ECPAT-Aufruf, in dem die sexuelle Ausbeutung von Kindern verurteilt wird. Diesen Aufruf unterzeichnete unter anderem auch der Dalai Lama.

Die burmesische Friedensnobelpreisträgerin Aung San Suu Kyi, die Anführerin der burmesischen Demokratiebewegung, spendete 10.000 £ ihres Preisgeldes an Thailand für den Zweck, in die Prostitution geratenen Kindern zu helfen. Obwohl sie in ihrer Heimat unter Hausarrest stand, war sich Daw Suu Kyi vollauf über die Größenordnung des Menschenhandels mit burmesischen Mädchen zum Zwekke der Prostitution bewußt.

In Thailand nahm die Verbesserung der Gesetze einen schwierigeren Verlauf. Unter der Interimsregierung des Ministerpräsidenten Anand wurde ein Gesetzentwurf vorgelegt, der die gerichtliche Verfolgung von Personen, die Kinder sexuell mißbrauchen oder sie zur Prostitution benutzen, erleichterte. Leider war diese Passage nur der Unterpunkt eines übergeordneten Gesetzes zur Prostitution, das die äußerst umstrittene Verordnung enthielt, alle Prostituierten zu registrieren. Aufgrund scharfer Proteste von Frauenverbänden mußte der Entwurf zurückgestellt werden.

Nach der Amtsübernahme brachte Ministerpräsident Chuan Leekpai in öffentlichen Erklärungen seine tiefe Bestürzung über das Ausmaß der Kinderprostitution zum Ausdruck. Er machte unverzüglich einige Zusagen, die ihm mittlerweile vielleicht leid tun mögen. Im November 1992 informierte er die Provinzregierungen, daß er die Kinderprostitution »in den nächsten zwei bis drei Monaten« endgültig ausgemerzt sehen möchte. »Die Prostitution – und insbesondere die Prostitution von Kindern – hat in Thailand ein Ausmaß erreicht, das weder das Land noch die internationale Gemeinschaft hinnehmen kann. Das Problem der Prostitution führt außerdem unweigerlich zu anderen Problemen, zum Beispiel zu internationalem Druck, keine Waren aus Ländern zu kaufen, in denen Kinder ausgebeutet werden«, fügte er seinerzeit hinzu.[35]

Im September 1993 mußte Ministerpräsident Chuan dann das Mißlingen seines Vorhabens einräumen. »Die Regierung steht standfest hinter ihrer Politik, den Sexhandel und vor allem die Kinderprostitution auszumerzen«, sagte er und gab anschließend zu, daß sich die Situation noch nicht verbessert habe. Die Regierung sei aber angestrengt bemüht, Wege für eine Veränderung zu erschließen.

Eine Beraterin, Dr. Saisuree Chutikul, wies darauf hin, daß Armut nicht mehr die Hauptursache des Sexhandels

35 Ministerpräsident Chuan Leekpai und Saisuree Chutikul. Zitiert nach: The Nation. Bangkok. 8. Januar 1993.

sei. »Es gibt andere bedeutende Faktoren«, erklärte sie, »besonders das in den ländlichen Gebieten expandierende Netzwerk der Sexhändler, die Frauen in das Geschäft ködern.«[36]

Ein strenges Gesetz zur Kinderprostitution wurde dem thailändischen Kabinett im Juli 1993 vorgelegt. Es schreibt eine Gefängnisstrafe von bis zu zehn Jahren für jeden fest, der bei sexuellen Handlungen mit Kinderprostituierten, die jünger als fünfzehn Jahre alt sind, festgenommen wird. Bordellbetreiber und Zuhälter könnten nach diesem Gesetz sogar mit Gefängnis bis zu zwanzig Jahren bestraft werden. Doch nach nunmehr acht Monaten wartet der Entwurf noch immer auf die Billigung durch das Parlament. Natürlich führt die Billigung eines Gesetzes nicht automatisch zu einer endgültigen Lösung der Probleme, doch zumindest bekommen diejenigen, die dem Mißstand ein Ende machen wollen, ein stärkeres Mittel an die Hand, und außerdem wäre signalisiert, daß die Regierung es mit ihrem Vorhaben, die Prostitution von Kindern zu beenden, auch wirklich ernst meint.

Während die Politiker in vielen asiatischen Ländern die Gesetze änderten, nahmen auch die Verantwortlichen in der westlichen Welt verstärkt zur Kenntnis, in welchem Ausmaß die Kinderprostitution in der Dritten Welt durch Touristen und Pädophile aus ihren eigenen Ländern gefördert wird.

Im März 1992 nahmen 170 Parlamentarier aus 26 Ländern an einer ECPAT-Konferenz in der *Sukhothai Thammathirat Open University* von Bangkok teil. Die offizielle Delegation der Bundesrepublik Deutschland bestand aus sechs weiblichen Mitgliedern des Bundestages. Im Verlauf ihres Besuches reisten sie in verschiedene ländliche Regionen, wo sie einen Eindruck vom Ausmaß der Prostitution von Kindern

36 Chuan Leekpai und Saisuree Chutikul. Zitiert nach: Bangkok Post. Thailand. 28. September 1993.

gewinnen konnten. Eine Sprecherin der Delegation, Frau Ingrid Walz, sagte:

»Der Kampf um das bloße Überleben ist Nährboden für das Elend von Kindern und Grund für Verletzungen der Menschenrechte, die niemals in die Schlagzeilen der Weltpresse geraten. Als Eltern und Menschen, die sich ihrer Verantwortung bewußt sind, müssen wir unsere Stimme erheben, im Namen der mißbrauchten Kinder dieser Welt.«[37]

Die sechs Frauen kehrten mit dem festen Entschluß nach Deutschland zurück, dort eine neue Gesetzgebung durchzubringen, die deutsche Männer davor abschreckt, Kinder in anderen Ländern sexuell zu mißbrauchen. Die Gesetzesänderung wurde schließlich am 15. Juni 1993 gebilligt. Sie enthält einen dynamischen Strafenkatalog mit Haftzeiten zwischen sechs Monaten und zehn Jahren und gilt auch für Straftaten, die nicht auf deutschem Boden begangen werden. Das neue Gesetz ist in Kraft getreten, doch es ist bislang zu keinen Verhaftungen im Ausland gekommen.

Im März 1994 stellte die australische Regierung ein ähnliches Gesetz vor, das sich gegen den Tatbestand sexueller Handlungen mit Kindern (unter 16 Jahren) außerhalb von Australien richtet. Senator Tate – damals Justizminister – erklärte, daß der sexuelle Mißbrauch von Kindern im Ausland durch australische Touristen »eine schändliche Handlung ist, die der Staat und das Gesetz in denkbar strengster Weise verurteilen müssen.« Es ist zu erwarten, daß das australische Gesetz Mitte 1994 in Kraft treten wird. Sowohl das deutsche wie auch das australische Gesetz müssen sich also vor Gericht noch als tauglich erweisen.

Es ist das langfristige Ziel von ECPAT, eine Art Zusatzprotokoll zur Konvention über die Rechte des Kindes zu bewirken, das dem sexuell mißbrauchten Kind auch exterritorialen Schutz einräumt. Wenn ein Land dieses Protokoll

---

37 Der Bericht über diese Konferenz trägt den Titel: Ron O'Grady (Hg.): »Children in Prostitution – Victims of Tourism in Asia« ECPAT 1992. Ansprache von Frau Walz: S. 16.

unterzeichnet, verpflichtet es sich gleichzeitig, Gesetze einzuführen, die Kinder überall auf der Welt vor Übergriffen durch seine Staatsbürger schützen. Dies soll dazu führen – um es mit laienhaften Worten auszudrücken –, die Prostitution von Kindern als »Verbrechen gegen die Menschlichkeit« anzuprangern.

Die Politiker zeigen jedenfalls die Bereitschaft, etwas in dieser Angelegenheit zu unternehmen. In den Parlamenten von Frankreich, England, Schweden, Neuseeland und den Vereinigten Staaten von Amerika (um nur einige zu nennen) haben besorgte Abgeordnete das Problem der Kinderprostitution zur Sprache gebracht. In Amerika hat der Senat im März 1994 den Schritt unternommen, die Strafgesetze dahingehend zu ergänzen, daß amerikanische Bürger gesetzlich belangt werden können, wenn sie irgendwo auf der Welt sexuelle Handlungen mit Minderjährigen ausführen. Die Ergänzung muß nun vor das amerikanische Unterhaus gebracht werden. Der Wille, etwas zu bewegen, scheint in vielen Ländern vorhanden zu sein. Was nun noch benötigt wird, sind Instrumente oder Mechanismen, die die politischen Fortschritte umsetzen und der Sklaverei von Kindern ein Ende bereiten.

Der Vollzug der neuen Gesetze ist mit vielen praktischen Problemen verknüpft, vor allem bei der Beweiserhebung. Andrew Byrnes von der juristischen Fakultät der Universität Hongkong beschäftigte sich mit diesen Problemen im australischen Kontext:

»Die erste Schwierigkeit besteht darin, ein Kind (oder einen anderen Zeugen) zu finden, das (der) bereit und befähigt ist, die benötigten Beweise vorzulegen, und überdies genügend gefestigt ist, um mit diesen Dingen umzugehen. Es dürfte äußerst schwer für ein Kind sein, sich von den mächtigen Strukturen und Wirkungen zu lösen, die dazu führten, daß er oder sie sich auf derartige Dinge eingelassen haben – zum Beispiel vom Geld oder anderen Anreizen, die sie es immer wieder tun ließen.

Man darf keinesfalls den psychologischen Schaden außer acht lassen, den ein Kind erleiden könnte, wenn es in Australien aussagen muß, und deshalb kann es erforderlich werden, Vorrichtungen und menschliche Unterstützung zur Verfügung zu stellen, wenn ein Kind in einen derartigen Strafprozeß hineingezogen wird.«

Und zusammenfassend erklärte er: »Der Menschenhandel mit Kindern zu sexuellen Zwecken ist ein sehr komplexes Phänomen, dessen Ursachen von Gesellschaft zu Gesellschaft unterschiedlich sind. Jede Strategie, das Phänomen auszurotten, muß weit aufgefächert werden, weil es den breiteren sozialen und internationalen Kontext zu durchschauen gilt, vor dessen Hintergrund die organisierte Ausbeutung von Kindern aus der sich entwickelnden Welt durch Männer aus der entwickelten Welt stattfindet. Gesetzliche Maßnahmen können nur Teil eines wesentlich umfassenderen Vorgehenskataloges sein. Das Inkrafttreten von Gesetzen ist nur ein kleiner Bestandteil einer effektiven Strategie«.[38]

38 Andrew Byrnes: »Extraterritorial Criminal Legislation Against the Sexual Exploitation of Children by Australians Abroad«. Das Arbeitspapier wurde dem First World Congress on Family Law and Children's Rights, Sydney, Australia, (5.-9. Juli 1993) vorgelegt.

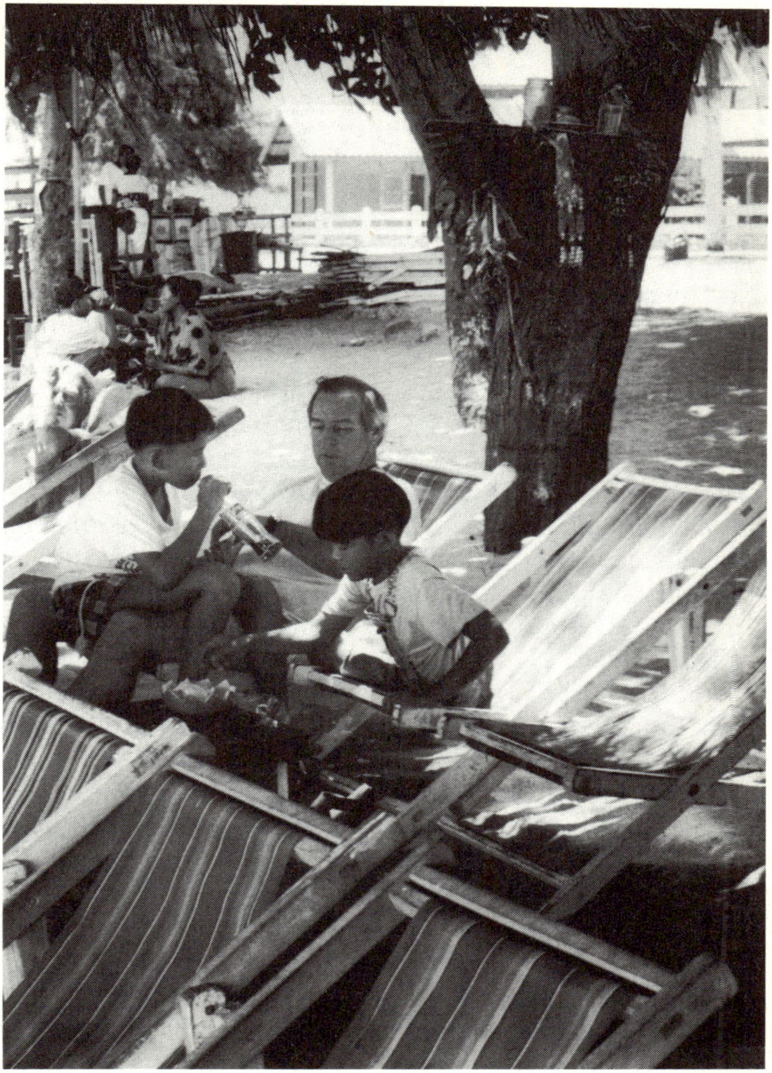

Ein bekannter Pädophilenstrand in Thailand kurz vor einer Polizeirazzia, in deren Verlauf die zwei Knaben im Vordergrund mitgenommen und verhört wurden.

11

Vollstreckung der Gesetze

An einem wunderschönen Strandstück südlich von Bangkok sitzen Gruppen europäischer Männer in Liegestühlen und trinken Bier. Von Zeit zu Zeit verlassen einzelne von ihnen den kühlen Schatten der aufgespannten Schirme, um in die warmen Fluten des Golfs von Siam zu tauchen. Bei einem Strandspaziergang fällt uns auf, daß unterschiedliche Sprachen gesprochen werden. Die größte Gruppe spricht eindeutig deutsch, doch es dringen auch Wortfetzen in vielen anderen Sprachen an unser Ohr: französische, schwedische, holländische, englische in den unterschiedlichsten Akzentfärbungen und weniger häufig italienische und spanische.

Auffallend ist das nahezu vollständige Fehlen von weiblichen Touristen, und wir fragen uns, was das zu bedeuten hat.

Als wir uns hinsetzen und ein Bier bestellen, entdecken wir den Grund, warum dieser Streifen Strand von Männern dominiert wird. Wir haben kaum Platz genommen, als auch schon Knaben herbeiströmen und sich neben uns in den Sand setzen. Sie sprechen uns locker in unserer Sprache an und verhehlen nicht im geringsten ihr Interesse, Sex zu haben. Dies also ist der Strand, an dem Pädophile und Sextouristen Ausschau nach möglichen Partnern halten. Die Hotels, die sich hier eines neben dem anderen am Strand entlangziehen, sind Stammunterkünfte europäischer Sextouristen. Kinder sind hier in großer Zahl anzutreffen und immer verfügbar.

Genau hierher nach Thailand kamen im Februar 1993 zwei dienstbefreite schwedische Polizisten im Rahmen einer Mission für die Hilfsorganisation Rädda Barnen (»Rettet die Kinder«). Sie wollten herausfinden, ob es schwedische Pädophile nach Thailand zog, und wenn ja, wie aktiv sie waren. Obwohl sie sich außerhalb der Saison in Pattaya aufhielten, schlugen ihnen an den Stränden und in den Bars zahlreiche schwedische Stimmen entgegen.

Nach Rücksprache mit der örtlichen Polizei wurde vereinbart, daß einer der Schweden in Übereinstimmung mit dem jüngsten Beschluß der thailändischen Regierung – gegen ausländische Pädophile vorzugehen, die in dieser Gegend die Strandszene dominieren – verhaftet werden sollte.

In der Nacht vom 18. zum 19. Februar stürmte die thailändische Polizei in Jomtien das Hotelzimmer des 66jährigen Touristen Bengt Bohlin. Sie fanden den Schweden mit einem 14jährigen Jungen nackt im Bett vor. In seinem Zimmer entdeckte die Polizei eine Sammlung pornographischer Knabenphotos.

Bohlin wurde vernommen, des sexuellen Mißbrauchs von Minderjährigen bezichtigt und in Untersuchungshaft gesteckt. Wenige Tage später stellte er den Antrag, gegen Kaution auf freien Fuß gesetzt zu werden, dem auch stattgegeben wurde. Mit Hilfe der schwedischen Botschaft erhielt er eine Geldüberweisung in Höhe von 4.000 US-$, die er als Kaution hinterlegte. Die Polizei behielt Bohlins Paß ein, um die Sicherheit zu haben, daß der Schwede das Land nicht verlassen konnte.

Vier Tage später wandte sich Bohlin an die schwedische Botschaft und beantragte einen neuen Paß. Überraschend wurde ihm dieser am nächsten Tag ausgestellt. Das schwedische Gesetz untersagt es den Botschaften, einen neuen Paß an schwedische Staatsbürger auszustellen, die von einem ausländischen Gericht einer Straftat überführt sind, doch es äußert sich nicht zur Ausstellung eines neuen Passes für jemanden, der gegen Kaution freigelassen worden ist.

Am 10. März wandte sich Bohlin an die thailändische Immigrationsbehörde und gab vor, seinen alten Paß verloren zu haben. Nachdem er ohne Schwierigkeiten einen neuen Einreisestempel erhalten hatte, begab er sich sofort zum Flugplatz und nahm die nächste Maschine nach Schweden. Thailändische Zeitungen druckten die vehementen Proteste lokaler Organisationen, die sich darüber beklagten, daß die schwedische Botschaft einen Verbrecher über die Verbrechen stellte, die er an Kindern begangen hatte.

Die thailändischen Behörden verkündeten offiziell ihr Bedauern darüber, daß sie den Fall nun nicht mehr in Thailand gerichtlich verhandeln konnten, doch auch ohne einen aufsehenerregenden Prozeß zu führen, hatte die thailändische Polizei durch die Verhaftung Bohlins nachdrücklich ihre Bereitschaft unter Beweis gestellt, Ausländer wegen begangener Sexualverbrechen zu belangen. In den nächsten Monaten untermauerten sie diese Bereitschaft durch die Verhaftung weiterer Pädophiler aus Australien, Deutschland, Frankreich und England.

In Schweden füllte der Fall die Schlagzeilen. Bohlin war erst vor kurzem in den Ruhestand getreten. Er hatte das Amt eines Chefunterhändlers der nationalen Agentur für schwedische Regierungsbeamte bekleidet, ein nicht unbedeutendes Amt im Staatsdienst. Seine Schwester verfaßte einen ausführlichen Brief, der in zahlreichen Zeitungen abgedruckt wurde und in dem sie herausstellte, daß ihr Bruder ein guter Mensch sei, der immer pünktlich seine Steuern bezahlt, in einem religiösen Haus aufgewachsen ist und so kinderlieb ist, daß er sogar seine Sommerferien opfert, um mit Kindern auf seinem Boot segeln zu gehen. Bohlin selbst gab viele Interviews, in denen er unermüdlich unterstrich, daß er nichts Verwerfliches getan habe. Er sagte, er sei betrogen worden, denn der Junge habe vorgegeben, bereits fünfzehn und damit mündig zu sein. Es wurden jedoch keine Informationen darüber veröffentlicht, wie oft der Mann bereits in Asien unterwegs gewesen war und Kinder ausgebeutet hatte.

Es wirft ein bezeichnendes Licht auf den Nationalismus, der in allen Ländern der Welt anzutreffen ist, daß viele Schweden ihrem Landsmann Sympathie entgegenbrachten. Hier und da wurde besorgt darüber nachgedacht, daß der alte Mann gezwungenermaßen einige Tage in einem der mit Sicherheit nicht sehr angenehmen Gefängnisse Asiens hatte verbringen müssen. Es meldeten sich Leute zu Wort, die solche Übergriffe zwar niemals geduldet hätten, wenn ihre eigenen Kinder betroffen gewesen wären, die aber an Bohlins Fall nichts Verwerfliches entdecken konnten, da der Mann doch bloß einem armen asiatischen Kind die Gelegenheit geboten habe, ein wenig Geld zu verdienen.

Es gibt ein altes schwedisches Gesetz, das die gerichtliche Verfolgung von Straftaten, die schwedische Staatsbürger im Ausland begangen haben, erlaubt. In dieser Beziehung unterscheidet sich Schweden von den meisten anderen Ländern, die exterritoriale Verbrechen nicht innerhalb der eigenen Staatsgrenzen verfolgen können. Zur Zeit versucht man, gegen Bohlin auf der Grundlage dieses alten Gesetzes vorzugehen. Viele sind der Überzeugung, daß derartige internationale Gesetze benötigt werden, doch die schwedischen Erfahrungen machen deutlich, wie schwer es ist, diese durchzusetzen und ausreichende Beweise vorzulegen.

Die schwedische Regierung gehört zu denen, die die Bewegung zur Beendigung der Prostitution im asiatischen Tourismus am stärksten unterstützt haben.

Im Oktober 1992 sagte der damalige schwedische Minister für Internationale Entwicklungszusammenarbeit und Menschenrechte, der auch Vorsitzender der Schwedischen Christdemokratischen Partei war, Herr Alf Svensson, daß er über die große Zahl von Ausländern, die sich der thailändischen Sexindustrie bedienen, »zutiefst entsetzt« sei. Er beschrieb die Situation mit den Worten »nichts anderes als

Sklaverei« und sagte, daß »die Weltöffentlichkeit hier endlich eingreifen muß. Es muß möglich sein, diese Art von Verbrechern gerichtlich zu verfolgen, wenn sie sich nach dem Verständnis der schwedischen Gesetze erwiesenermaßen am Sextourismus beteiligt haben. Diese Männer nutzen die Armut thailändischer Menschen aus.«

Der Fall Bengt Bohlin fand in den Medien große Beachtung, doch es handelte sich nicht um den einzigen Versuch aus der jüngeren Vergangenheit, eine Person mit einer bestimmten Staatsbürgerschaft, die sexuellen Mißbrauch von Kindern treibt, zu identifizieren und sie entweder in dem Land, in dem die Straftat begangen wurde, oder in ihrem Heimatland vor Gericht zu stellen. Schwedens westlicher Nachbar Norwegen hatte 1990 einen solchen Rechtsfall. Norwegens Oberster Gerichtshof führte eine Verhandlung gegen drei Männer im Alter von 43, 49 und 51 Jahren, die sich auf den Philippinen an dreizehnjährigen Knaben sexuell vergangen hatten. Die Knaben gehörten einem Prostitutionsring an und ließen sich für die drei Männer auf verschiedene sexuelle Handlungen ein, die mit einer Videokamera gefilmt wurden. Die drei Männer wurden für schuldig befunden und zu geringen Gefängnisstrafen zwischen sechs und achtzehn Monaten verurteilt. Das Vergehen, für das sie bestraft wurden, hatte sich acht Jahre vor dem Prozeß auf den Philippinen ereignet.

Da Deutschland und Australien nun über ähnliche Gesetze verfügen, ist es nicht unwahrscheinlich, daß wir weitere exterritoriale Rechtsfälle erleben werden, doch um derartige Fälle vor Gericht zu bringen, ist die gute Zusammenarbeit der Polizei von mindestens zwei Ländern nötig. Es handelt sich um kostenaufwendige und langwierige Verfahren, in deren Verlauf sich die Dinge leicht in eine falsche Richtung bewegen können. Aber ein Anfang ist gemacht.

Nun werden nachhaltigere Methoden benötigt, um die Aktivitäten derjenigen, die sexuellen Mißbrauch von Kindern treiben, zu überwachen und allgemeingültig als Verbrechen zu bewerten.

Einmal mehr hat sich Schweden als Pionier für den Schutz von Kindern hervorgetan. Nach Bohlins Festnahme in Thailand richtete die schwedische Polizei ein erhöhtes Augenmerk auf das internationale Problem des sexuellen Mißbrauchs von Kindern und schuf 1994 die Vollzeitstelle eines Kriminalbehördeninspektors, dessen Aufgabe in der Beobachtung der Aktivitäten schwedischer Sextouristen und Pädophiler in Übersee besteht. Es ist weltweit die erste staatliche Stelle dieser Art. Da es sich um ein Feld handelt, auf dem noch Pionierarbeit zu leisten ist, müssen Polizei und Interpol sich durch zahlreiche Protokollangelegenheiten hindurcharbeiten, doch es mag den Beginn einer neuen internationalen Zusammenarbeit zwischen verschiedenen Organisationen kennzeichnen, die alle für die Vollstreckung der Gesetze zum Schutz von Kindern kämpfen.

Interpol hat sich den Schwierigkeiten in einem ersten Schritt gestellt, indem eine »Ständige Arbeitsgruppe« für strafbare Handlungen mit Minderjährigen ins Leben gerufen wurde. ECPAT wurde 1993 zu einer Tagung von Interpol in Frankreich eingeladen. Vier europäische Mitarbeiter des ECPAT-Netzwerkes nahmen teil und begrüßten offiziell die verstärkten Maßnahmen von Interpol bei der Suche nach Lösungen zur Beendigung des Menschenhandels mit Kindern zum Zwecke der sexuellen Ausbeutung. Zahlreiche nationale ECPAT-Gruppen haben mittlerweile engen Kontakt zu Polizeistellen ihres Landes geschlossen, die gegen den sexuellen Mißbrauch von Kindern vorgehen, und sie fühlen sich durch die Art und Weise ermutigt, in der diese Polizeieinheiten auch auf internationaler Ebene arbeiten.

Doch die Vollstreckung der Gesetze in den asiatischen Ländern ist und bleibt eines der Haupthindernisse bei den Anstrengungen zur Ausmerzung der Prostitution von Kindern. Kinder können oft ohne Schwierigkeiten die Grenze nach Thailand passieren, weil Einwanderungsbeamte oder lokale Polizisten dabei behilflich sind, die den Menschenhändlern nicht nur in die Hände spielen, sondern mitunter selbst die Drahtzieher der Machenschaften sind. Sogar hohe Regierungsbeamte räumen ein, daß Korruption ein weit verbreitetes Übel im Polizeiapparat ist – was die Festnahme von Ausländern, die sexuellen Mißbrauch von Kindern treiben, beträchtlich erschwert. Dazu Dr. Saisuree Chutikul, ehemalige Ministerin für Frauen und Kinder im Amtssitz des Ministerpräsidenten von Thailand: »Ich habe der Polizei gesagt: Schauen Sie, es ist in der ganzen Welt bekannt, daß Sie korrupt sind – was gedenken Sie, dagegen zu unternehmen?«[39]

Ein Leitartikel der *Bangkok Post* nannte die Dinge ebenso direkt beim Namen: »Einige dieser Etablissements (die Sex anbieten) liegen gerade einmal einen Steinwurf von der nächsten Polizeidienststelle entfernt und sind fast rund um die Uhr geöffnet. Und doch befaßt sich die Polizei kaum jemals mit ihnen, es sei denn, es werden der Kriminalpolizei oder einer Nichtregierungsorganisation, die sich der Hilfe für die unglücklichen Mädchen verschrieben hat, Fälle erzwungener Prostitution angezeigt. In diesem Fall wird eine Razzia angeordnet, in deren Verlauf einige ›geopferte‹ Mädchen festgenommen werden, während die Drahtzieher zumeist ungeschoren davonkommen. Trotz aller Dementis bleibt der Anschein bestehen, daß Drahtzieher des Milieus und Polizeibeamte einander in die Hände arbeiten.«[40]

In vielen asiatischen Ländern beziehen Polizisten ein erschreckend niedriges, manchmal sogar überhaupt kein Gehalt. Es ist nicht ungewöhnlich, daß ein Polizist seine Schußwaffe, seine Schreibmaschine oder gar seine Uniform selbst kaufen muß. Unter derartigen Umständen können sich die Drahtzieher der Sexindustrie natürlich sicher sein, daß sie immer jemanden finden werden, der durch Beste-

39 Dr. Saisuree Chutikul: »60 Minutes« TVNZ. August 1993.
40 Bangkok Post. 2. Februar 1994.

chungsgeld zu bewegen ist, die Augen vor dem Mißbrauch von Kindern zu verschließen und nichts von den Missetätern zu sehen.

Auf den Philippinen gibt es eine Einheit zum Schutz von Kindern, die jedoch arbeitsunfähig ist. Die Kommissare erhalten weniger als 15 US-$ Reisespesen pro Monat, fünfundzwanzig Personen teilen sich ein einziges Telefon und fünfzehn einen Wagen mit limitierter Benzinzuteilung. Ordnen und Abheften von Dokumenten ist so gut wie unbekannt. Unter solchen Umständen ist Korruption nahezu unvermeidlich.

Nach einer Beschreibung von Shay Cullen greift das Räderwerk wie folgt ineinander: Verbrecher und Kinderschänder, die gewisse politische Beziehungen haben, wenden sich an Vertrauenspersonen, denen sie Versprechungen machen und eine »Spende« überlassen. Darauf aufbauend erinnert die Vertrauensperson Polizisten an einen ausstehenden Gefallen und bietet »finanzielle Unterstützung« an. Dieses Verfahren wiederholt sich bis hin zum Ankläger, manchmal sogar bis zum Richter. Die Ermittlungen werden eingestellt, Beweise verschwinden, Geld wechselt den Besitzer und das Verfahren wird aufgrund mangelnder Beweise eingestellt.[41]

Es besteht kein Zweifel daran, daß der blühende Markt der Kinderprostitution von vielen Polizeibediensteten gedeckt wird. Alleine in Metro Manila führt die Nationale Polizeikommission eine Liste von 93 Fällen, in denen Polizisten Sexzentren gedeckt haben.[42]

In den vergangenen Monaten war in Thailand ein Rückgang der Fälle von Kinderprostitution zu beobachten, doch vollkommen unerwartet wirkte dies der Lösung des Problems der Korruption in der lokalen Polizei eher entgegen und führte sogar zu einer Abnahme der Zusammenarbeit

---

41 Shay Cullen SSC: »The Enemy Within«. Veröffentlicht im Rahmen seiner regelmäßig erscheinenden Kolumne »Reflections«, Philippine Daily Enquirer. 6. Februar 1994.

42 Zitiert nach dem Bericht: »Tourism and Child Prostitution in Cebu«. ECPAT-Philippines. 1994. S. 16.

mit Organisationen der Kinderfürsorge. Im Bemühen, die Gesetze zu vollstrecken, ergreifen hohe Regierungs- und Kriminalbeamte disziplinarische Maßnahmen gegen Polizisten, in deren Amtsbereich Kinderprostitution aufgedeckt wird. Im Dezember 1993 wurden im Distrikt Narathiwat Prostituierte aufgegriffen, die jünger als fünfzehn Jahre waren. Der dortige Polizeihauptkommissar und zwei weitere Beamte wurden degradiert. Angesichts solch drastischer Strafen sehen viele Polizisten lieber davon ab, Bericht über Fälle von Kinderprostitution zu erstatten – und sie zögern nicht, Bordellbetreiber durch Hinweise auf bevorstehende Razzien zu schützen.

Professor Vitit Muntarbhorn, der international seit langem vehement für die Rechte von Kindern eintritt, regte verschiedene Maßnahmen an, um das Problem der Korruption, die in den gesetzesvollstreckenden Behörden Thailands zu beobachten ist, an der Wurzel zu packen:[43]

- die Schurken identifizieren, die sich hinter der Uniform eines Gesetzesvollstreckers verstecken, und Maßnahmen gegen sie ergreifen;
- zum Schutze von Frauen und Kindern eine höhere Zahl von Polizisten mit ethisch einwandfreiem Hintergrund in das existierende »Zentrum der Verbrechensbekämpfung« einbeziehen;
- diesem Zentrum eine bessere Infrastruktur zur Verfügung stellen, beispielsweise ein funktionierendes Transportsystem zur effektiveren Durchführung von Razzien;
- das Durchschnittseinkommen von Polizisten erhöhen und den Polizeiapparat professionalisieren;
- die Befugnisse des Zentrums der Verbrechensbekämpfung dahingehend ausweiten, sich – wenn nötig – über

43 Vitit Muntarbhorn ist außerordentlicher Professor an der juristischen Fakultät der Chulalongkhorn-Universität von Bangkok und wurde von der Kommission für Menschenrechte der Vereinten Nationen zum Sonderberichterstatter ernannt. Seine Anregungen erschienen in: Bangkok Post. 13. November 1992.

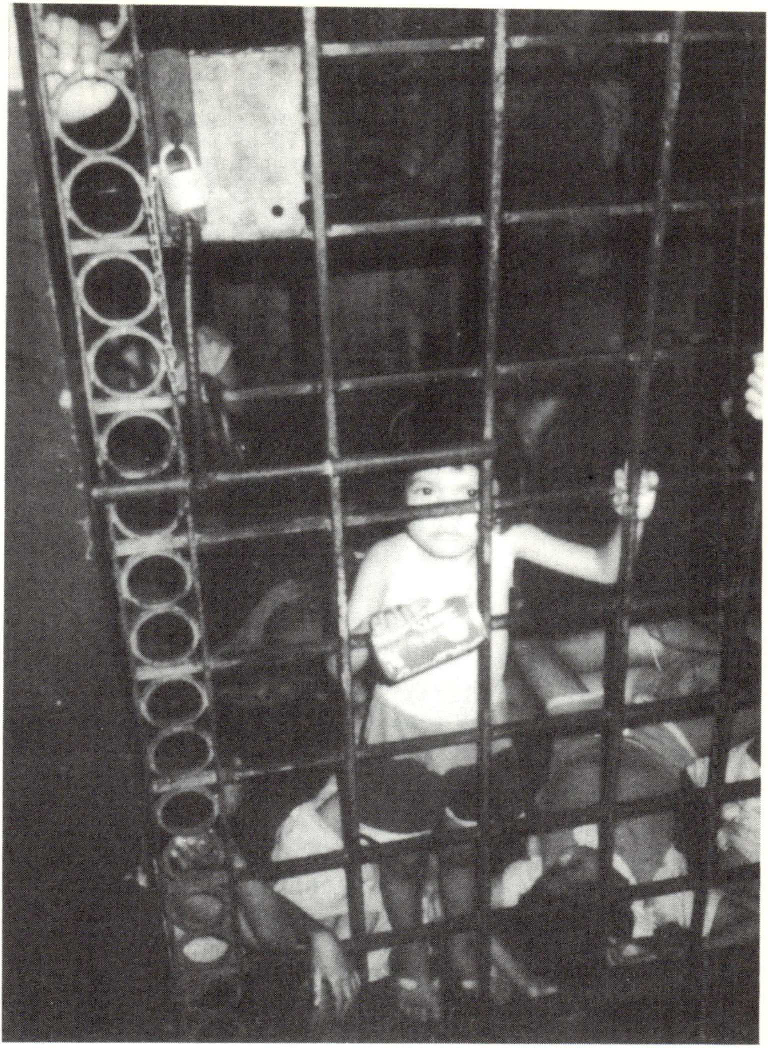

Shay Cullen von der *Preda Foundation* befreite die fünfjährige Rosie am Karfreitag 1991 um 01.00 Uhr nachts aus ihrem Verlies in Olongapo City. Nur zu häufig werden die Opfer sexuellen Mißbrauchs noch zusätzlich bestraft.

die lokale Polizei hinwegsetzen zu können, um Frauen und Kinder zu retten, die auf lokaler Ebene in das Geschäft hineingeködert worden sind;

- Nichtregierungsorganisationen ermächtigen, in Zusammenarbeit mit der Polizei Bordelle zu durchsuchen, in denen mutmaßlich Frauen und Kinder gegen ihren Willen festgehalten werden;
- alle Polizisten und Polizistinnen über die Rechte von Frauen und Kindern aufklären und sie für die Eindämmung der Ausbeutung von Kindern sensibilisieren.

Auch wenn es sich um äußerst sensible Vorschläge handelt, könnten die meisten von ihnen rasch in die Tat umgesetzt werden, wenn die Regierung nur den Willen dazu hätte.

Doch in der Zwischenzeit – und nicht selten mit dem stillschweigenden Einverständnis der Polizei – verfeinern die kriminellen Vereinigungen, die von der Kinderprostitution profitieren, ihre Vorgehensweisen. Bordelle des herkömmlichen Musters sind nahezu verschwunden und verstecken sich heute hinter den Fassaden von Coffee-Shops, Cocktailstuben, Karaokebars, Spielhallen oder Massagesalons. Zur Prostitution gezwungene Kinder werden mit gefälschten Papieren ausgestattet, die ihr Alter mit 18 angeben, obwohl sie in Wirklichkeit erst 14 oder 15 Jahre alt sind. Für den Fall einer Polizeirazzia sind die Fluchtwege meistens schon vorbereitet. Diejenigen, die ihren Profit aus dem lukrativen Menschenhandel mit Kindern ziehen, werden ihr Territorium nicht ohne weiteres aufgeben.

12

Information

Im März 1993 beauftragte die australische Zeitung *The Sunday Age* ihren Reporter Paul Robinson, nach Asien zu reisen und einen Bericht über die Prostitution von Kindern zu schreiben. Robinson verfügte nach mehreren Geschäfts- und Urlaubsreisen in Asien über ausgiebige Erfahrung auf diesem Kontinent, und er wußte recht gut über die Vorgänge in Thailand und auf den Philippinen Bescheid. Mit Hilfe interessierter Stellen wählte er diverse Hotels aus, die mehrheitlich von Australiern bewohnt wurden, und spazierte abends herum, um sich die Bargespräche anzuhören. Jährlich bereisen über 200.000 australische Männer Thailand und die Philippinen, und durch ihr Verhalten haben sie in bestimmten Gebieten traurige Berühmtheit erworben.

Paul Robinson veröffentlichte seinen Sonderbeitrag über das Verhalten australischer Asientouristen im April 1993:[44]

»Ein unscheinbarer Australier, der sich mit ›Andrew‹ vorstellte, hockte auf seinem Stuhl und begaffte hingerissen die jungen nackten Thaimädchen, die in Bangkoks verrufener Hollywood-Bar tanzten.

Andrew, ein Enddreißiger, gab sich als Bürger von Sydney zu erkennen ... ›aus der Nordecke‹. Er war auf Sexurlaub in Thailand.

Wie er erzählte, war er seit ungefähr einer Woche in Bangkok und hatte seitdem mit drei jungen Mädchen geschlafen. Andrew mochte junge Mädchen – sehr junge. ›Eine, die ich hatte, war 17, die anderen 16 und 15. Sie sind einfach phantastisch. Wie alt, glaubst du, ist die da?‹ Er machte mit

44 Paul Robinson. In: »The Sunday Age« Melbourne. 18. April 1993.

einem flüchtigen Seitenblick auf ein junges Thaimädchen aufmerksam, das sich am Bareingang herumdrückte.

Andrew leerte sein Singha-Bier, zahlte die Rechnung und schlich sich an das Mädchen heran. Nur wenig später sah man ihn in ihrer Begleitung den berüchtigten Nana Plaza-Bezirk mit den zahlreichen Mädchenbars verlassen. Händchen haltend überquerten sie die Sukhumvit Road und strebten das anonyme Grace Hotel an ...

In einer der belebtesten Ecken der Stadt, wo vor *Robinson's Department Store* die Straßen Rama IV und Silom Road zusammentreffen, machte sich am nächsten Abend ein glatzköpfiger Australier mittleren Alters an eine Gruppe sehr junger Thaiknaben heran.

Nach einigen oberflächlichen Scherzworten und ein wenig verstecktem Feilschen schlenderte der Mann die hundert Meter bis zur berühmtesten Mädchenbarstraße Bangkoks weiter. Im Abstand von nur wenigen Schritten folgte ihm ein kleines, verwahrlost wirkendes thailändisches Straßenkind, dessen Alter irgendwo zwischen 11 und 15 betragen mochte.

Der Australier ignorierte die Scharen der Aufreißer, die ihn bestürmten, sich im schmutzigen Patpong ›oben die Live F...-Shows‹ anzuschauen. Es war eine dieser schwülheißen Nächte Asiens. Nun schlug der Mann den kürzesten Weg zu einem heruntergekommenen Hotel namens *Rose* ein, welches sich am Ende einer schmalen Seitengasse befand.

Er ließ den Knaben draußen im Schatten warten und marschierte zur Rezeption. Wenige Minuten später kam er mit einem Schlüssel zurück, packte mit seiner fleischigen Pranke die schmale Hand des Jungen und zog ihn hinter sich her in ein Zimmer, um dort mit ihm einige Stunden oder vielleicht auch die ganze Nacht zu verbringen. Die Schutzwachen und Pagen des Hotels reagierten noch nicht einmal mit einem Wimpernzucken.«

Paul Robinsons Beitrag dokumentierte die Zunahme der

Kinderprostitution und gab Zeugnis über die Verstrickung von Australiern in den Menschenhandel mit Kindern in Thailand und den Philippinen.

Der schockierendste Teil des Beitrags war für viele ein großes Photo, das Andrew, den Sextouristen aus Sydney zeigte, wie er in Bangkok mit dem kleinen Mädchen an der Hand die Bar verließ. Die Bildunterschrift lautete: »Sie ist 13. Dieser australische Tourist hat sie soeben für die Nacht gekauft.« Die Veröffentlichung des Bildes, das einen großen Australier zeigte, der ein Kind mit auf sein Hotelzimmer nahm, um dort Sex mit ihm zu haben, brachte die für gewöhnlich recht behäbigen Australier zum Handeln.

In der Woche nach Veröffentlichung des Artikels und des Photos wurde die Thematik zum Hauptgegenstand der öffentlichen Diskussion. Nach einer Woche verpflichtete sich der amtierende Justizminister Duncan Kerr offiziell, innerhalb eines Monats eine Auswahl gesetzlicher Möglichkeiten zur näheren Bewertung und anschließenden Inkraftsetzung zu unterbreiten. Er sagte, daß der Artikel die Regierung auf ein wachsendes und beunruhigendes Phänomen aufmerksam gemacht habe, das zu Unstimmigkeiten mit den australischen Handelspartnern in Asien führen könne, und daß die Regierung fest entschlossen sei, derartigen Schandtaten australischer Bürger einen Riegel vorzuschieben.

Bis Ende 1993 war ein rigoroses neues Gesetz skizziert, das schon Anfang 1994 dem australischen Parlament zu ersten Lesungen vorgelegt werden konnte. Sobald es in Kraft getreten ist, wird es der Regierung erlauben, gegen australische Staatsbürger wegen sexueller Verbrechen an Kindern gerichtlich vorzugehen, selbst wenn die Übergriffe in einem anderen Land stattgefunden haben.

Paul Robinsons Beitrag gibt ein eindrucksvolles Beispiel von den Möglichkeiten der Medien, die Regierungspolitik und das Bewußtsein der Öffentlichkeit zu beeinflussen.

Als die Kampagne zur Beendigung der Kinderprostitution im Januar 1990 begann, war eine der vier Kernstrategien die, der Thematik mit Hilfe der Medien eine breitere Publizität zu verschaffen. Uns allen war klar, daß Publizität eine herausragende Rolle für das Gelingen oder das Scheitern der Kampagne spielen würde. Doch es blieb die Frage, ob die Medien auch in verantwortlicher Weise über die Thematik berichten würden. Die Mischung aus Kindern, Verbrechen, Sex und Sklaverei konnte sehr leicht dazu verlocken, die Angelegenheit zu sensationalisieren. Die Klatschmagazine vieler westlicher Länder schüren mit ihren Schlagzeilen die Emotionen der Leser. »Kastration ist noch zu wenig« könnte der Aufmacher über einer Beitragsserie heißen, die Geschichten über sexuellen Mißbrauch so detailliert beschreibt, daß die Beiträge selbst pornographisch sind und niedere Triebe stimulieren.

Manche Reporter neigen in geradezu zwanghafter Weise zu Übertreibung und Sensationslüsternheit. In Sri Lanka brachte die Zeitung *The Island* Ende März 1993 einen Beitrag ihres norwegischen Korrespondenten, dessen Schlagzeile ECPAT als eine »Kampagne, die Touristen vom Besuch Sri Lankas abhalten will« abstempelte. Der Beitrag begann mit den aufgebrachten Worten: »In der kommenden Woche wird eine groß angelegte internationale Kampagne ihren Höhepunkt erreichen, die Touristen wegen Fällen von Kinderprostitution von Reisen nach Sri Lanka, Thailand und den Philippinen abhalten will.« Dieser an Albernheit kaum zu überbietende Beitrag entfachte beträchtliche Mißverständnisse in Sri Lanka und führte zu unangemessenem Druck gegen Personen, die sich für Kinder einsetzten. Eine Kampagne mit dem Ziel, Touristen vom Besuch Sri Lankas abzuhalten, war einzig und allein der Phantasie des Schreibers entsprungen, ebenso wie die anschließend unbesonnen in den Raum gestellte Behauptung, es gebe auf Sri Lanka 50.000 Kinderprostituierte. Unverantwortlicher Journalismus wie dieser erschwert es natürlich, Glaubwürdigkeit aufzubauen.

Wir haben sehr behutsam auf den Schaden, den die Kinder erleiden, und auf die Gefahren, die Sextouristen in Asien erwarten, aufmerksam gemacht. Wir mußten dabei stets die Möglichkeit in Betracht ziehen, daß der sexuelle Mißbrauch von Kindern durch die Wahl unserer Worte entweder nicht krass genug angeprangert oder im Gegenteil sogar als attraktiv herausgestellt werden könnte, was dem Sextourismus natürlich eher förderlich als abträglich gewesen wäre.

Die heftigsten Auseinandersetzungen mit den Medien führte ECPAT in der Frage der Veröffentlichung von Bildern, die in die Prostitution geratene Kinder zeigen. In den meisten asiatischen Ländern hat sich die Presse selbst den Verhaltenskodex auferlegt, bei Photographien von Kindern, die aus Bordellen befreit werden, die Augenpartie der Opfer mit einem schwarzen Balken zu verdecken, um ihre Identifizierung zu verhindern.

Presse und Fernsehen der westlichen Welt halten hingegen nur wenig von dieser Form der Bildzensur. Die Redaktionen verlangen ganz im Gegenteil ausdrücklich, das Gesicht des in die Prostitution gezwungenen Kindes deutlich zu zeigen. Westliche Hilfsorganisationen verfolgen eine ähnliche Linie, und zwar mit dem Argument, daß das traurig aus einem Photo starrende Gesicht eines kleinen Kindes unmittelbar die Sympathie und das Mitgefühl des Lesers ansprechen.

Die asiatischen Mitarbeiter von ECPAT vertreten den Standpunkt, daß solche Bilder die Privatsphäre des Kindes verletzen und es für sein ganzes Leben als ehemalige(n) Prostituierte(n) brandmarken. Selbst wenn das Kind das Photo nicht zu sehen bekommt, kann das Wissen um dessen bloße Existenz und die damit verbundene Befürchtung, daß Tausende von Menschen es anschauen, eine schlimme Barriere für seine Rehabilitierung darstellen.

Wie pure Ironie muß die Tatsache erscheinen, daß westliche Zeitungen bei der Veröffentlichung von Photos, die in die Prostitution gezwungene Kinder mit Kunden zeigen, häufig einen schwarzen Balken über die Augenpartie des Missetäters drucken, um seine Identität zu schützen, während die Gesichtszüge des Opfers in allen Einzelheiten zu erkennen sind.

Positiv ist zu vermerken, daß engagierte Medienrepräsentanten mit der Bereitschaft, Enthüllungsjournalismus zu betreiben. die Möglichkeiten und den Rückhalt eingeräumt bekommen, Verflechtungen aufzudecken, die niemand in dieser Form erwartet hätte. Paul Robinsons Beitrag über die direkte Verflechtung zwischen australischen Touristen und dem sexuellen Mißbrauch asiatischer Kinder ist ein gutes Beispiel dafür.

Ein weiteres gutes Beispiel ist ein Fernsehfilm der Gesellschaft Granada aus dem Jahre 1993 *(Die anderen Kinder Thailands)*, der das Schicksal eines jungen Mädchens nachzeichnet, das von den Eltern in die Prostitution verkauft wurde, um deren Drogenabhängigkeit zu finanzieren. Das Mädchen wurde befreit und von ihrem Vater ein zweites Mal verkauft. Der Film wurde in zahlreichen Ländern ausgestrahlt und erregte große Aufmerksamkeit.

Als das Filmteam das Mädchen zum zweiten Mal im Bordell einer Stadt nahe der Grenze zu Malaysia ausfindig machte, wurde die Befreiungsaktion der thailändischen Polizei mitgedreht. Die junge Hauptdarstellerin besitzt eine bemerkenswert starke Persönlichkeit und arbeitet heute im Norden des Landes in einer dörflichen Hilfsorganisation, die durch ihren Einsatz andere junge Mädchen davor bewahren will, in die Falle der Prostitution zu geraten.

Es gibt viele andere Verflechtungen, die durch den Einsatz von Enthüllungsjournalisten oder Filmemachern aufgedeckt werden könnten. Bislang hat sich noch niemand ausgiebig mit dem Menschenhandel mit jungen Frauen von Burma, Laos und China nach Thailand oder von Thailand, den Philippinen, Taiwan und Hongkong nach Japan und in die Vereinigten Staaten von Amerika befaßt. Vielleicht wird

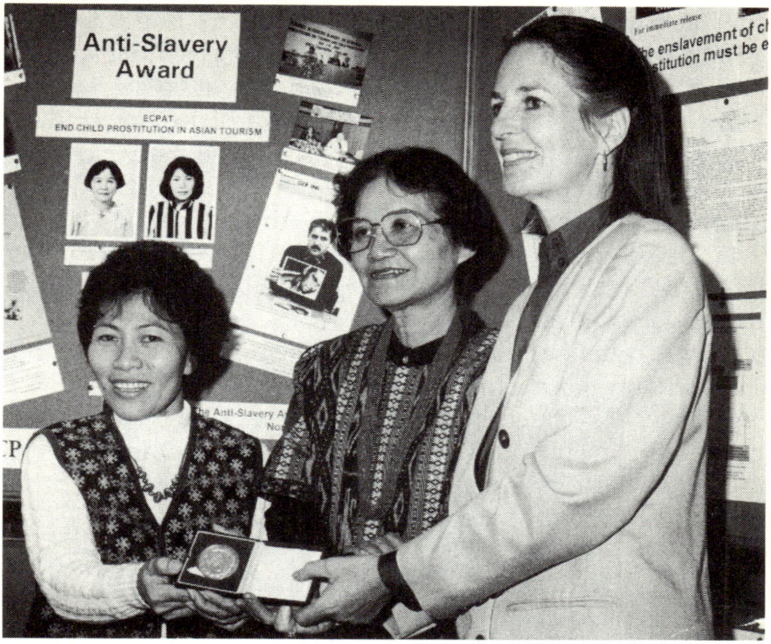

ECPAT erhält die Anti-Sklaverei-Medaille 1993 für den Einsatz zur Beendigung der Sklaverei von Kindern in der Prostitution. Baronin Tessa Blackstone (rechts) überreicht die Auszeichnung am 6. Oktober 1993 an Sudarat Srisang (links) und Acharn Prakai Nontawasee (Mitte).

dies auch niemals geschehen. Es kann für Reporter sehr gefährlich sein, derartigen Machenschaften nachzuspüren, obwohl neue technische Möglichkeiten wie versteckte Kameras, starke Teleobjektive oder empfindliche Richtmikrophone dazu beitragen können, das Risiko zu vermindern.

Nach nunmehr drei Jahren Arbeit versteht es ECPAT, entspannter mit den Medienvertretern umzugehen, da sie die Thematik zum überwiegenden Teil in sehr verantwortlicher Weise behandeln und in der Vergangenheit aus Feingefühl und Rücksicht auf die Betroffenen in vielen Fällen davon abgesehen haben, eine Geschichte hochzuspielen. Die Berichterstattung in einflußreichen Presseorganen wie *New York Times*, *Readers' Digest*, *Paris Match* und *Der Spiegel* sowie größere Fernsehproduktionen von *BBC*, *CNN* und *60 Minutes* haben dazu beigetragen, der Thematik zu mehr Publizität und Glaubwürdigkeit zu verhelfen.

13

Ausbildung

Das Dorf Bansan Luang im Norden des Landes liegt mitten im Hauptanwerbegebiet der thailändischen Sexindustrie.[45] Über die Hälfte der Haushalte werden hier von ehemaligen Prostituierten geführt. Wenn die Töchter herangewachsen sind, erwartet man auch von ihnen, daß sie zum Lebensunterhalt der Familie beitragen, indem sie sich prostituieren.

Üblicherweise ziehen die Mädchen im Alter von 12 Jahren in die Bordelle und beginnen, Geld nach Hause zu schicken. Wenn sie älter werden, kehren sie ins Dorf zurück, heiraten und ziehen die nächste Generation von Kindern für die Bordelle der Städte des Nordens groß.

In der kleinen Dorfschule bemüht sich Direktor Amnuay um eine Veränderung der örtlichen Gewohnheiten, doch von seiten vieler Eltern schlägt ihm unerbittlicher Widerstand entgegen.

»Es verstößt gegen ihre Interessen«, erklärt er. »Der Verkauf einer einzigen Tochter bringt ihnen genügend Geld ein, um die nächsten zehn Jahre zu überleben. Deshalb sind ihre Töchter für sie wie Silber und Gold.«

Ein typischer Tag in Amnuays Schule beginnt damit, daß ein Schüler eine Nachricht aus der lokalen Tageszeitung vorliest.

»Hallo, verehrte Leser. Und hier die Nachricht des Tages. Eine ruchlose Mutter wurde gestern verhaftet, weil sie ihr Kind gezwungen hatte, seinen Körper zu verkaufen. Das Mädchen weigerte sich, den Plänen der Mutter zu gehor-

45 Die Geschichte dieses Dorfes und der Versuch des Dorflehrers, Veränderungen zu bewirken, bilden den Vorspann der BBC-Fernsehdokumentation »Dying for Sex«. Produktion: Peter Godwin. 1993.

chen, doch da diese das Geld aus dem Verkauf der Jungfräulichkeit des Kindes bereits eingestrichen hatte, sperrte sie das Mädchen gewaltsam zu dem Mann in ein Zimmer, setzte sich draußen vor die Tür und hörte von dort den Schmerzensschreien ihrer Tochter zu.«

Die Klasse wird in kleine Gruppen aufgeteilt, um die Nachricht des Tages zu diskutieren. Ein zwölfjähriges Mädchen sagt, daß »die heutige Welt verdorben ist. Mütter verkaufen ihre Kinder, um die täglichen Ausgaben zu bestreiten, und wenn die Kinder AIDS bekommen, weigern sich die Mütter, sie wieder aufzunehmen und sich um sie zu kümmern.«

Diese Szene wurde 1993 von der BBC gefilmt und ist typisch für die Aufklärungsversuche, die im Norden Thailands unternommen werden – Szenen, denen man im ländlichen Thailand allenthalben begegnet. Für Außenstehende mag es unverantwortlich erscheinen, daß man Kinder im Alter zwischen sechs und zwölf Jahren so offen und ausgedehnt über Prostitution und AIDS sprechen läßt, doch es handelt sich um fundamentale Realitäten ihres täglichen Umfeldes. Die Kinder sind damit aufgewachsen, daß ihre älteren Schwestern und Freundinnen in die Sexzentren der Städte ziehen, und in jüngster Zeit haben sie erlebt, daß einige von ihnen wieder nach Hause kamen und an AIDS starben.

Seitdem das traurige Los dieser Mädchen verstärkt in das Licht der Öffentlichkeit gerückt werden konnte, beginnen Schuldirektoren wie Amnuay immer lauter danach zu fragen, ob wirtschaftlicher Nutzen die Vernichtung junger Menschenleben rechtfertigen kann.

Von allen Strategien zu einer Veränderung der Situation stellt die der Ausbildung die größte Herausforderung dar. Wie kann eine kleine Organisation ein Ausbildungsprogramm in die Wege leiten, das dazu beitragen soll, die Verhaltensweisen von 60 Millionen Menschen zu verändern?

In dieser Größenordnung bewegt sich die Herausforderung sowohl in Thailand als auch auf den Philippinen.

Die Männer dieser Welt müssen durch aufklärerische Maßnahmen zu dem Bewußtsein geführt werden, daß sie sich selbst in Gefahr begeben, wenn sie Kinder als Prostituierte benutzen, und daß sie das Leben der Kinder damit zerstören. Eltern brauchen aufklärerische Maßnahmen, damit sie begreifen, daß sie es nicht nötig haben, Kinder in die Prostitution zu verkaufen, daß sie es nicht tun dürfen. Kinder benötigen aufklärerische Maßnahmen über ihre Rechte. Die Polizei muß darüber aufgeklärt werden, in welcher Weise sie die Gesetze vollstrecken kann. Sachverständige und Politiker benötigen Aufklärung über wirkungsvoll greifende Gesetze. Reiseveranstalter müssen über Formen des Tourismus aufgeklärt werden, die zur Entwicklung beitragen. Diese Aufzählung ließe sich beliebig fortsetzen.

Die Aufklärung über die Thematik der Kinderprostitution darf nicht losgelöst von der übergeordneten Thematik der wirtschaftlichen Entwicklung betrachtet werden. Aus Statistiken der thailändischen Regierung geht hervor, daß zur Zeit 1,1 Millionen thailändische Kinder das sechste Schuljahr besuchen. Davon werden ungefähr 460.000 keine weiterführende Schule besuchen. Aufgrund mangelnder Fähigkeiten für einen ordentlichen beruflichen Werdegang wird eine große Zahl der jungen Schulabgängerinnen in den Strudel der kommerziellen Sexindustrie geraten. Eine Erhebung in Chiang Rai brachte zutage, daß 91% der Prostituierten der Stadt eine schulische Ausbildung von nur sechs oder weniger Jahren erhalten hatten.[46]

Als Reaktion auf diese statistischen Zahlen wurde ein großzügig finanziertes Programm der Universität von Chiang Mai entwickelt, das in der Sexindustrie beschäftigten jungen Frauen alternative Ausbildungs- und Arbeitsmöglichkeiten zur Verfügung stellt. Unter dem Namen »Thaifrauen von morgen« ist das Programm vor kurzem

46 »An Education and a Job«. Artikel in: Bangkok Post. Outlook. 11. Februar 1994.

mit dem Versprechen auf eintausend Stipendien eingeleitet worden, die in einer gemeinsamen Aktion von USAID und thailändischen Unternehmen angeboten werden.

Aufklärungsmaßnahmen allein führen jedoch nicht automatisch zur Veränderung von Verhaltensweisen. Wir haben herausgefunden, daß viele der schlimmen Ursachen, die letztendlich zu Kinderprostitution führen, tiefer in den Verhaltensweisen und Glaubensvorstellungen einer Gesellschaft verwurzelt sind, als allgemein angenommen wird. Vieles von dem, was wir klar zu erkennen glauben, ist nur die Oberfläche eines Phänomens. Wir sehen, daß Eltern ihre Kinder verkaufen, und reimen uns übertrieben vereinfachte Motive zusammen, um zu erklären, warum so etwas geschieht. Für gewöhnlich ziehen wir den Schluß, daß es in einem bestimmten Land Kinderprostitution gibt, weil die Menschen dort so arm sind, daß sie ihre Kinder verkaufen müssen. Doch es gibt viele Länder und viele Gemeinschaften armer Menschen, die ihre Kinder nicht verkaufen. Wo liegt der Unterschied?

Die Sukhothai-Konferenz hatte keine Bedenken, eine offene Schuldzuweisung auszusprechen. Die Teilnehmer stimmten darin überein, daß »Materialismus und Konsumdenken weltweit die gesellschaftlichen Werte ausgehöhlt und ein Klima geschaffen haben, in dem der Genuß sexueller Freuden und die Erlangung von Wohlstand zu den obersten Zielen vieler Menschen und zu Symbolen des Glücks geworden sind.«

Diese Erklärung kommt der Wahrheit um einiges näher. Es sind nicht immer die verzweifeltsten und ärmsten Familien, die ihre Kinder in die Prostitution verkaufen. Immer häufiger wird das Geld aus dem Verkauf von Kindern für den Erwerb von Konsumgütern verwendet, für Fernsehgeräte oder Kühlschränke zum Beispiel. In anderen Fällen wurden Kinder verkauft, um die Drogenabhängigkeit eines Elternteils zu finanzieren. Mit anderen Worten: Nicht immer sind Menschen gezwungen, ihre Kinder aufgrund verzweifelter Armut zu verkaufen, sondern oft geschieht es einfach, um individuelle materielle Bedürfnisse zu befriedigen.

Ausgeprägtes Konsumdenken ist vor allem bei denjenigen zu beobachten, die Geld für sexuelle Dienste von Kindern ausgeben. Sie behandeln die Kinder wie Waren, die man in einem Geschäft kaufen kann. Sie kaufen das Kind für einen kurzen Benutzungszeitraum ein, benutzen es wie einen x-beliebigen Besitzgegenstand und beseitigen (sic!) es, wenn es keinen kommerziellen Wert mehr hat.

Hinter dieser beschämenden Ausbeutung von Kindern steht eine lange Kette von Menschen, die vom Verkauf der Kinder profitieren: Beschaffer, die in ländlichen Gebieten nach zum Kauf geeigneten Kindern Ausschau halten, lokale Zwischenhändler – die nicht selten Polizist, Schullehrer oder Dorfoberhaupt sind –, Bordellmütter und Zuhälter in den Städten, Besitzer von Massagesalons und Bordellen.

Wie kann diese Kette durchbrochen werden? Wie sind diejenigen, die in die Machenschaften verwickelt sind, zu erreichen und davon zu überzeugen, daß ihr Treiben langfristig gesehen verheerende Folgen für die gesamte Gesellschaft haben wird? Wir können zwar keine endgültige Antwort auf diese Fragen geben, doch es gibt zumindest einige erste Anhaltspunkte.

In vielen asiatischen Ländern werden sich die Menschen erst ganz allmählich über die Dimension der Gefahr AIDS bewußt, nachdem sie immer häufiger in ihrem engeren sozialen Gemeinschaftsgefüge mit akut an AIDS Erkrankten zusammenleben müssen. Die Gefahr, die von dieser bisher unheilbaren Krankheit ausgeht, macht die Aufklärung über sicheren Sex zu einer Priorität für Regierungen und nichtstaatliche Organisationen. Diejenigen, die sexuelle Dienstleistungen suchen, müssen nicht nur Safer-Sex praktizieren, sondern auch wissen, daß Geschlechtsverkehr mit einem Kind keinesfalls sicherer als Geschlechtsverkehr mit einem

Erwachsenen ist, sondern ganz im Gegenteil eine erhöhte Gefahr in sich birgt, sich mit dem Virus zu infizieren.

Wenn die Ergebnisse der Sukhothai-Konferenz richtig sind, dann müssen die gemeinsamen gesellschaftlichen Werte zum Mittelpunkt der weiteren Bemühungen gemacht werden. Im Gegensatz zur wachsenden Säkularisation des Westens sind in Asien die allgemeinen Richtlinien der Sitten und Gepflogenheiten noch immer von religiösen Werten bestimmt. Doch Religionen haben sich im Umgang mit der menschlichen Sexualität, insbesondere der Sexualität mit Kindern, immer schon sehr schwer getan.

Zum Teil beweist dies schon die große Zahl von nach außen hin makellos erscheinenden frommen Männern, denen regelmäßiger Mißbrauch von Kindern nachgewiesen worden ist. Fälle von Kindesmißbrauch hat es unter dem Deckmantel des Christentums ebenso gegeben wie unter dem des Buddhismus, des Judentums, des Islams und des Hinduismus, und das wahre Ausmaß beginnt in manchen dieser Religionen gerade erst sichtbar zu werden. Da der religiöse Glauben und die religiösen Institutionen für die Aufrechterhaltung der Einheit des Sozialgefüges insgesamt von hoher Bedeutung sind, wurden solche Missetaten häufig stillschweigend unter den Tisch gekehrt, und die Religionsführer selbst haben die Bedeutung der Institution stets dem Leben einer Handvoll Kinder und den Verfehlungen einiger weniger Erwachsener übergeordnet.

Die pakistanische Veröffentlichung *Subha* weist darauf hin, daß es für den Islam typisch ist, sich der Diskussion über die Thematik der Kinderprostitution mit einer stereotypen Feststellung zu entziehen: Da derartige Praktiken von der Religion untersagt und vom Gesetz verboten sind, existieren sie nicht. Anschuldigungen gegen buddhistische und hinduistische Religionsführer, sexuellen Mißbrauch von Kindern getrieben zu haben, wurden mit ähnlichen Antworten abgetan.

Früher haben auch die christlichen Kirchen im Umgang

mit sexuellem Mißbrauch von Kindern die Strategie des Dementi verfolgt. Vor dem Hintergrund eines freieren Diskussionsklimas wurde eine schockierte Kirche in der jüngeren Vergangenheit von der unangenehmen Tatsache aufgeschreckt, daß sexueller Mißbrauch von Kindern durch Personen, die verantwortungs- und vertrauensvolle Ämter innerhalb der Kirche bekleiden, wesentlich weiter verbreitet war, als man sich jemals hatte vorstellen können. Der Polizei der Vereinigten Staaten wurden beispielsweise zwischen 1984 und 1992 insgesamt vierhundert katholische Priester wegen sexueller Belästigung von Kindern, vorwiegend Knaben, angezeigt. Der Autor des Buches, dem diese Information entnommen ist, schreibt außerdem, daß die katholische Kirche in den USA bislang 400 Millionen US-$ aufgewendet hat, um solche Fälle stillschweigend aus der Welt zu schaffen, und daß sich diese Summe bis zum Ende des Jahrhunderts durchaus auf eine Milliarde US-$ erhöhen könnte.[47]

Hinter diesen Fällen – wie auch hinter denen in anderen Kirchen und Religionen –, steht die traurige Wahrheit, daß die Religionsführer in den meisten Fällen die Augen verschließen, um die Möglichkeit eines öffentlichen Skandals zu vermeiden.

In den letzten Jahren hatte ECPAT sich auch mit der Thematik des Spirituellen auseinanderzusetzen. Beständig wurde die feste Überzeugung zum Ausdruck gebracht, daß wir eine Lösung in bezug auf die Kinderprostitution im Rahmen der menschlichen Werte und des Spirituellen finden müssen. Es wurde argumentiert, daß wir niemals eine Veränderung bewirken können, wenn wir uns mit Kinderprostitution ausschließlich aus dem Blickwinkel des wirtschaftlichen Zwangs armer Familien befassen. Es würden nur dann Veränderungen eintreten, wenn in der Gesellschaft ein starkes Bewußtsein über die Frevelhaftigkeit des sexuellen Mißbrauchs von Kindern vorhanden ist und die

---

47 Jason Berry: »Lead Us Not Into Temptation« Doubleday Books. USA. 1992.

Gesellschaft in ihrer Gesamtheit zu allgemeingültigen transzendenten Werten und Zielen findet, die als »spirituell« bezeichnet werden können. Dazu gehören die Heiligkeit des Lebens des jungen Kindes und die Respektierung der Rechte des Kindes durch die Erwachsenen.

Wir betrachten dies als Aufforderung an die Führer der Religionsgemeinschaften, ernsthaftere Richtlinien für den Bereich des sexuellen Verhaltens zu formulieren. Eine sexuelle Beziehung muß auf der Respektierung der Würde und der Rechte der anderen Person basieren. Sexualität verkommt zur Unredlichkeit, wenn mächtige Erwachsene wehrlose Kinder zu Verhaltensweisen zwingen, die unnatürlich und gesundheitsschädlich sind. Diese Einstellung liegt allen Religionen zugrunde, doch die Erfahrungen der jüngeren Vergangenheit lassen vermuten, daß es den Religionen in sich selbst nicht leicht fällt, mit der menschlichen Sexualität umzugehen, und daß sie es darüber hinaus nicht geschafft haben, ihren eigenen Anhängern die Befähigung anzuerziehen, zwischen akzeptablen sexuellen Verhaltensweisen und Dingen, die anderen Schaden zufügen, unterscheiden zu können.

Mit zunehmendem Alter fällt es dem Menschen immer schwerer, seine Verhaltensweisen zu ändern. Wir wissen, daß der Prozeß der Veränderung von Werten und Vorurteilen schon in der frühen Kindheit beginnt. Ein Großteil der Gewalt, die der erwachsene Mensch anwendet, entspringt in der Kindheit erlernten Verhaltensmustern. Außer einem Schutz vor Erwachsenen und vor Gewalt, die sie zerstören kann, benötigen Kinder unsere Hilfe, um zu den positiven Werten, Zielen und Visionen zu finden, aus denen sie eigene Kraft schöpfen können. Zur Zeit werden in verstärktem Maße Programme gefördert, die darauf abzielen, Kinder vor dem Abgleiten in die Prostitution zu bewahren. Neben dem Kernbereich der beruflichen Ausbildung wird dabei zunehmend mehr Zeit auf grundlegendere Fragen über den

Wert des Lebens und die Ziele verwendet, die junge Menschen sich setzen können.

Die meisten Wertvorstellungen werden innerhalb der Familie entwickelt, und deshalb kommt ihr in jedem Programm, das Veränderungen bewirken soll, eine Schlüsselposition zu. Dr. Chok Hiew aus Kanada, der sich ausgiebig mit der Thematik »Asiatische Kinder in der Prostitution« befaßt hat, faßt die Bedeutung der asiatischen Familie zusammen:

»Es ist die Familie, die primär dafür verantwortlich ist, das Kind zu ernähren, zu kleiden und zu schützen. Doch vielen von schwerer Armut betroffenen Kindern stehen die grundlegenden materiellen Dinge zum Überleben nicht zur Verfügung, da ihre Familien unterhalb des Existenzminimums leben. Den Familien fällt auch die Aufgabe zu, in den Kindern gesunde Vorstellungen sowie den Glauben und das Selbstwertgefühl heranzuziehen, daß sie begabt, wichtig und leistungsfähig sind... Eine weitere Aufgabe von Eltern besteht darin, den Kindern die notwendigen Fähigkeiten beizubringen, mit Widrigkeiten umgehen, Veränderungen im Leben als Herausforderung betrachten und erfolgreich in einer schwierigen Welt bestehen zu können. Eltern müssen ihre Kinder formen und ihnen soziale Fähigkeiten wie Freundlichkeit, Einfühlungsvermögen und Aggressionslosigkeit vermitteln. Diese Fähigkeiten helfen den Kindern, sich selbst zu maßregeln, zu kommunizieren und starke Bande zu anderen zu knüpfen, mit der Welt um sie herum umzugehen, Entscheidungen zu treffen, Probleme zu lösen und erstrebenswerte Ziele zu erreichen«.[48]

48 Chok C. Hiew: »Child Resilience Programs: A Response to Sexually Exploited Children in Asia«. Das Arbeitspapier wurde dem International Catholic Child Bureau, International Institute on Child Resilience and the Family, New York (November 1993), unterbreitet.

14

Die Kinder davor bewahren

Vor etwas mehr als hundert Jahren, 1865, verkaufte ein thailändischer Vater seine Tochter an einen Freund, ohne zuvor das Einverständnis der Tochter einzuholen. Doch dies war damals nichts Ungewöhnliches in Thailand. In vielen asiatischen Gesellschaften und den Feudalgesellschaften der Geschichte waren die Kinder (und auch die Frauen) das Eigentum des Hausherrn. Der Hausherr konnte jederzeit frei über sein Eigentum verfügen. Hatte er Schulden, dann mußten auch seine Frau und die Kinder dafür einstehen. Wenn er eine Schlacht verlor, büßte er nicht automatisch sein Land ein, sondern eher Familienangehörige oder Untertanen, die fortan seinem Bezwinger als Sklaven zu dienen hatten.

Als der thailändische Vater ohne deren Einverständnis seine Tochter verkaufte, hielt er sich einfach an ein überliefertes Gewohnheitsrecht. Jene Tochter aber war ein Mädchen mit einem äußerst starken Willen. Sie sandte eine Bittschrift an König Rama IV. Der König dachte nicht lange nach, sondern verkündete einen Erlaß: »In der Vergangenheit verkauften niederträchtige Männer ihre Kinder als Sklaven an jeden, der ihnen gutes Geld für sie bot. Nach dem Verkauf wurden die Kinder zum Leibeigentum ihrer neuen Herren, für die sie harte Arbeit zu leisten hatten, bis die vertraglich geschlossenen Leistungen erbracht waren. Dies ist nicht gerecht. Kinder sollen fortan nicht mehr ohne ihre Zustimmung verkauft werden.« (Bekanntgegeben in der Königlichen Gazette am Montag, dem zweiten Monat

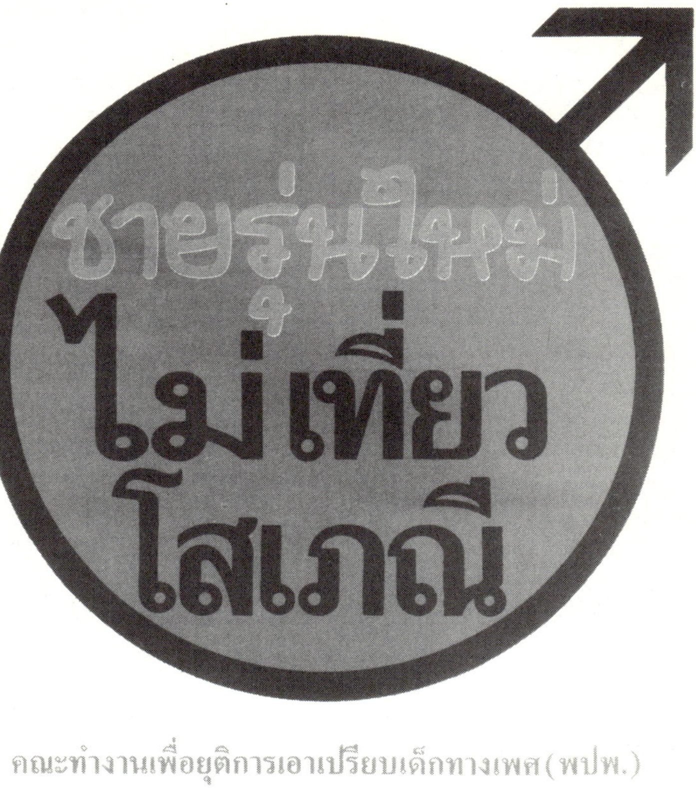
ชายรุ่นใหม่
ไม่เที่ยว
โสเภณี
คณะทำงานเพื่อยุติการเอาเปรียบเด็กทางเพศ(พปพ.)

Ein Aufkleber, der in thailändischen Schulen und auf Universitätsgeländen zu sehen ist, trägt die Aufschrift: »Männer von heute gehen nicht zu Prostituierten!«
Es handelt sich um eine Aktion im Rahmen einer Kampagne von thailändischen Gruppierungen, die eine Veränderung der verbreiteten Gepflogenheit, daß junge Studenten als Teil der Abschlußfeierlichkeiten des Studiums Bordelle aufsuchen, bewirken wollen.

des Jahres 1227 (= 1865) und dem 5.332 Tag der Regentschaft Königs Rama IV.).[49]

Der königliche Erlaß hatte die verbindliche Bedeutung eines Gesetzes. Der König erweiterte das ursprüngliche Gesetz im Jahre 1868 durch den *Erlaß zum Verkauf von Frauen durch Ehemänner*, verbunden mit dem Zusatz, daß Kinder unter keinen Umständen ohne ihre ausdrückliche Zustimmung verkauft werden dürfen und im Falle eines Verkaufs mit dem Preis einverstanden sein müssen. Außerdem erhielten die Kinder das Recht eingeräumt, sich zu einem späteren Zeitpunkt für die gezahlte Summe freikaufen zu können.

Dieser Erlaß war die erste gesetzliche Verfügung, die sich gegen den Status von Kindern als Eigentum oder Sklave richtete. Sie stieß damals zunächst auf geringfügigen Widerstand, war jedoch schon bald überall akzeptiert. Da die Gesellschaft an strengen traditionellen Werten festhielt, blieb die Allmacht der Eltern über ihre Kinder trotz weiterer Bemühungen, die Gesetze zu ändern, in anderen Beziehungen erhalten. Erst 1908 wurde in Thailand der Verkauf von Kindern nach geltendem Recht als Verbrechen bewertet. Doch weiterhin erwuchsen aus traditionellen und kulturellen Regeln Komplikationen. So konnte zum Beispiel ein Kind einem Gläubiger zum Geschenk gemacht werden. Es waren überwiegend Mädchen, die zur Schuldenbegleichung an Männer gegeben und dann zu deren Konkubine wurden, was dem Kodex nach nicht als Verbrechen untersagt war. In einigen Gebieten Nordthailands gibt es diese Praxis bis zum heutigen Tag.

Kinder blieben dem Recht nach ihren Eltern unterworfen, bis im Jahre 1934 ein neues Zivil- und Handelsgesetz erlassen wurde, das Strafmaßnahmen gegen Kinder und die

49 Die Geschichte von König Rama IV. und ein Kommentar zu dem im folgenden erwähnten Gesetz finden sich in detaillierterer Ausführung in einem Arbeitspapier von Sanphasit Koompraphant mit dem Titel: »A Just World for Our Future«. Veröffentlicht vom Center for the Protection of Children's Rights. Bangkok 1989.

elterliche Gewalt über das Eigentum von Kindern in umfangreichem Maße einschränkte.

Doch kein Gesetz kann der traditionellen Autorität ein Ende machen, die asiatische Eltern seit Jahrhunderten über ihre Kinder haben. Kinder lernen von klein auf, daß sie für ihre Eltern Opfer bringen müssen, und wenn dies bedeutet, schweißtreibende Arbeit in Fabriken zu leisten oder in Bordellen zu arbeiten, so werden sie auch das tun. Die Macht von Gewohnheit und Tradition bedeutet, daß der Kampf für den Schutz von Kindern inmitten eines Labyrinths einander entgegenstehender Geschichten geführt werden muß.

Als in Indien ein saudi-arabischer Staatsbürger von der Polizei verhaftet wurde, weil er 1992 in Hyderabad ein dreizehnjähriges Mädchen zu verschleppen versuchte, wußten die Juristen im anschließenden Prozeß nicht, wo sie ansetzen sollten. Indien hat Gesetze im Übermaß. Es ist ein wahrer Alptraum: alte Kolonialgesetze, lokale Gesetze, regionale Gesetze, ethnische Gesetze, Stammesgesetze, religiöse Gesetze – nichts ist klar. Das Gericht entschied zunächst, das Kind an die Eltern zurückzugeben, obwohl diese öffentlich kundgetan hatten, daß sie nicht die Mittel besäßen, für ihre Tochter zu sorgen und sie deshalb wieder verkaufen würden.

Angesichts so konfliktbeladener und widersprüchlicher Situationen müssen wir Mittel und Wege finden, um die Kinder zu schützen, bevor sie in das Netz der Prostitution geraten, und befreiten Kindern müssen wir angemessene Unterstützung bei ihrer Rehabilitierung bieten. Das erste Ziel ist von größerem Nutzen als das zweite.

Als die ECPAT-Kampagne begann, schien klar, daß ihr Hauptziel die Beendigung der Prostitution von Kindern war. Die bisherigen Bemühungen um die Verwirklichung dieses Ziels konzentrierten sich auf die gesetzlichen und öffentlichkeitsbezogenen Mechanismen, die positiv dazu beitragen können, und einige von ihnen haben einen gewissen Erfolg gehabt.

Aber es gibt noch einen näherliegenden Ansatzpunkt, um der Kinderprostitution ein Ende zu bereiten, doch hat man den Hebel aufgrund der Größe der Herausforderung dort noch nicht angesetzt. Es handelt sich in einfachen Worten darum, den Nachschub abzuschneiden. Wenn wir Kinder in großer Zahl davor bewahren können, in die Prostitution verkauft oder verschleppt zu werden, wird das Übel allmählich ganz von alleine verschwinden.

Das Problem ist, daß uns dieser Ansatz unvermeidlich in die übergeordneten Bereiche des wirtschaftlichen Wachstums, der sozialen Entwicklung, der gesellschaftlichen Werte und der beruflichen Ausbildung führt. Kinderprostitution ist das Symptom eines in der Vergangenheit wurzelnden Versagens, eine gerechte Gesellschaft zu entwickeln. Mit den genannten Problembereichen befassen sich in jedem Land Hunderte von staatlichen und nichtstaatlichen Organisationen.

In Nordthailand leben zum Beispiel 32.000 Angehörige des Stammes der Akha in den schwer zugänglichen Gebieten der gebirgigen Grenzregion. Sie leben in außerordentlicher Armut und verhalten sich überaus naiv. Wegen ihrer Isolation sind sie zu einer Hauptzielscheibe derjenigen geworden, die junge Mädchen mit verlockenden Versprechungen auf Arbeit und Geld ködern.

Bemerkenswerte Geschichten wurden über Häuptlinge, Lehrer, Sozialarbeiter und viele andere Angehörige des Stammes der Akha erzählt, die große Risiken auf sich genommen haben, um in Bordellen festgehaltene Akha-Kinder zu befreien.

Die Kinder davor zu bewahren, daß es soweit kommt, ist die einzige unmittelbare Lösung, die uns zur Verfügung steht. Für die Akha muß jedoch mittels wirtschaftlichen Wachstums und menschlicher Entwicklung eine langfristigere Lösung gefunden werden. Um ihre Kinder vor dem

Abrutschen in jenes Schicksal zu bewahren, müssen wir den Akha im einzelnen Fachkenntnisse vermitteln und in ihrer Gesamtheit als Gruppe Selbsthilfeprogramme zur Verfügung stellen.

Im folgenden ein Gleichnis, das ECPAT häufig anführt:

Es gingen einmal ein Mann und eine Frau spazieren, und alsbald kamen sie an einem Weiher vorbei. In dem Weiher rang ein Kind verzweifelt darum, sich über Wasser zu halten, und es rief flehentlich um Hilfe.

Der Mann sagte zu der Frau: »Nun schau dir dieses arme Kind an. Ich habe immer gesagt, daß die Verwaltung einen Zaun um diesen Weiher ziehen soll, damit keine Kinder hineinfallen können.«

Die Frau erwiderte: »Ich weiß nicht. Ich neige dazu, den Eltern die Schuld zu geben. Wenn Eltern gut auf ihre Kinder achten, dann passiert so etwas nicht.«

Tief in ihre Diskussion versunken, spazierten sie weiter, und das Kind ertrank in dem Weiher.

Diese Geschichte soll besagen, daß wir nicht nur reden dürfen, sondern etwas unternehmen müssen, selbst wenn wir uns nasse Füße holen. Jedem einzelnen Kind in Not müssen wir die Hand reichen, wann immer es die Situation erfordert. Doch dies löst nicht das Problem als solches. Wenn der Mann oder die Frau in den Weiher gesprungen wäre, um das Kind zu retten, so hätten sie es wohl mit einiger persönlicher Genugtuung nach Hause bringen können, doch wer weiß, ob währenddessen nicht zwei weitere Kinder in den Weiher gefallen wären? Oder: Obwohl sie das Kind sicher zu Hause abgeliefert haben, mag die Gleichgültigkeit der Eltern dazu führen, daß es am nächsten Tag erneut in den Weiher gestoßen wird.

Die Lehren, die wir aus der Geschichte ziehen können, sind:

Wir dürfen an der Notwendigkeit, Zäune zu ziehen, nicht vorbeisehen.

Wir dürfen es nicht versäumen, die Menschen über ihre Verantwortlichkeit aufzuklären.

Und noch wichtiger ist, daß wir die Ursachen, die hinter der Kinderprostitution stehen, an den Wurzeln packen und Mittel und Wege finden, die Kinder zu schützen, damit sie gar nicht erst in den Sumpf der Prostitution hineingeraten.

Um dieses Ziel zu erreichen, müssen wir die gesamte Weltöffentlichkeit über die Rechte von Kindern aufklären.

Der beste Zaun, den wir ziehen können, ist derjenige, der die Last der Armut der Familien mindert, die ihre Kinder gezwungenermaßen in die Prostitution ziehen lassen.

Clarence Schubert war Chefberater der UNICEF-Abteilung für Kinder in besonders schwierigen Lebenslagen, als er vor der ECPAT-Konferenz in Sukhothai sprach und die Thematik der Kinderprostitution in einen größeren Zusammenhang stellte.

»Über eines müssen wir uns sehr klar sein: Im Kern geht es bei der Kinderprostitution nicht um Sex und erst recht nicht um Liebe. Im Kern geht es darum, Macht über andere zu haben. Es handelt sich um ein Symptom der tieferen Probleme unserer globalen Gesellschaft, in der Individualismus und Materialismus den Sieg davongetragen haben. Doch wir beginnen zu begreifen, daß es sich um einen leeren Sieg handeln könnte.

Die Kehrseite eines weltweiten freien Marktes ist, daß Menschen zu Waren werden können und es auch werden, es sei denn, gewisse Kontrollen und Beschränkungen werden eingeführt. Prostitution und andere Formen des Verkaufs von oder Handels mit Kindern stellen ein wachsendes Problem dar, das unter Kontrolle gebracht werden muß. Obwohl das Phänomen nicht ausschließlich oder primär eine direkte Folgeerscheinung des Tourismus und des internationalen Handels ist, ist es die internationale Dimension,

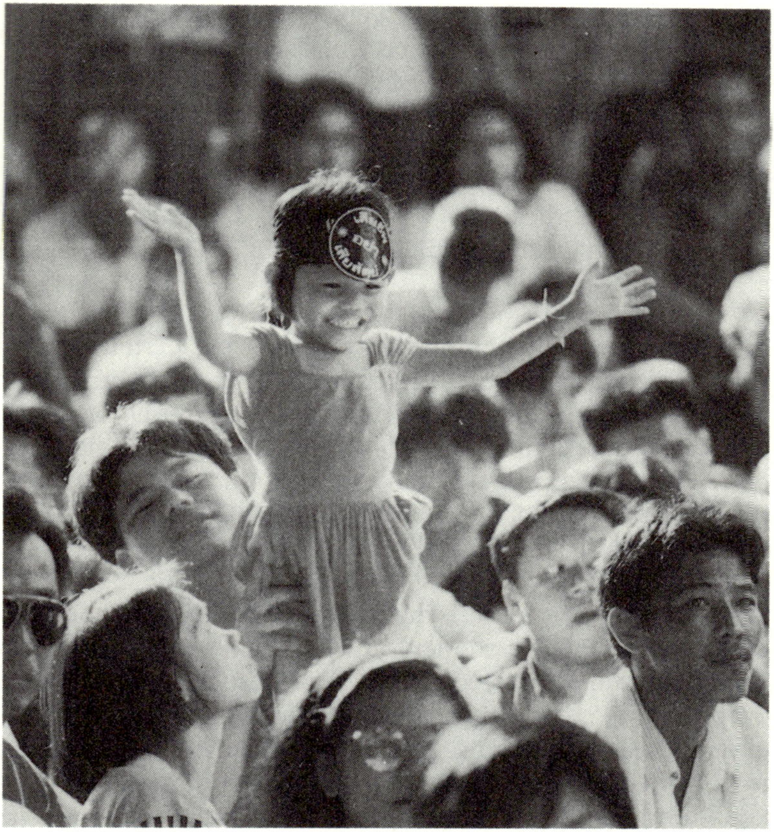

die kontrolliert werden muß, wenn wir effektive Kontrollen auf nationaler Ebene erreichen wollen.«[50]

Der fortgesetzte sexuelle Mißbrauch von Kindern zur Erzielung von kommerziellem Gewinn kann nicht länger verheimlicht werden. Die Thematik ist nun in das Licht der Öffentlichkeit gerückt, wo sie den Menschen in die Augen springt, so daß diese die Boshaftigkeit, das Entsetzen und das Verderben erkennen, die latent im Inneren jeder Gesellschaft verborgen sind.

Doch wir wollen auch die Anzeichen von Hoffnung im Leben der jungen Kinder sehen. Laßt uns sicherstellen, daß die Kinder, deren Leben vernichtet wurde, nicht umsonst gestorben sind und daß die Vergewaltigung der Unschuldigen die Menschen so sehr in Rage versetzt, daß sie eine neue Welt einfordern, in der Kinder nicht mehr zum Gebrauch bestimmte Objekte sind, sondern geachtet werden für das, was sie sind und was sie sein können.

Während der demokratischen Revolution in Thailand zogen im Mai 1992 Tausende von Menschen auf die Straßen, um gegen die Militärregierung zu protestieren. Die Photographen fingen viele dramatische Szenen ein. Ein Bild zeigt einen stolzen Vater, der sein Kind in die Höhe hält, so daß es mit eigenen Augen die gewaltige Menschenmasse überblikken kann, die auf die Straße gezogen ist, um Gerechtigkeit einzufordern. Das kleine Mädchen trägt einen Aufkleber mit einigen Worten in thailändischer Sprache am Kopf (siehe Bild auf der vorigen Seite). Die angemessene deutsche Übersetzung heißt: »Es ist besser, zu sterben, als mit einer Lüge zu leben.«

Die schlimmste aller Lügen ist die, daß Kinder nur von untergeordneter Bedeutung sind

50 Clarence Shubert: »A Symptom of Deeper Problems? Children in Prostitution«. ECPAT 1992.

Anhang

Statistiken über Kinderprostitution

Es ist unmöglich, genaue Statistiken über die Zahl von Kindern in der Prostitution vorzulegen. In einigen Ländern sind die veröffentlichten Zahlen zum Gegenstand einer ausgedehnten öffentlichen Diskussion geworden. Basierend auf verfügbaren Daten, können die im folgenden aufgeführten Zahlen als realistische Schätzung gewertet werden.

(»Kind« ist in Übereinstimmung mit der Konvention der Vereinten Nationen über die Rechte des Kindes definiert als: jünger als 18 Jahre).

Bangladesh
Schätzung: 10.000 Kinder zwischen 12 und 16
(Ministerium für soziale Fürsorge, 1985)

Kambodscha
Schätzung: 2.000 Kinder

China
Keine Daten verfügbar. Schätzung: 200.000 bis 500.000 Kinder

Indien
Schätzung: 400.000 bis 500.000 Kinder
(Die Zahl wurde genannt in: India Today, 1991)

Pakistan
Schätzung: 40.000 Kinder aus Bangladesh. (Diese Zahl entspricht nach Einschätzung der erwähnten pakistanischen Juristengruppe, die sich für die Wahrung der Menschenrechte einsetzt, einem Fünftel der bengalischen Frauen in Pakistan)

Philippinen
Schätzung der philippinischen ECPAT-Gruppe: 60.000 Kinder
(Die Regierungsabteilung für soziale Fürsorge und Entwicklung nannte 1991 die Zahl 50.000)

Sri Lanka
Schätzung: 10.000 bis 15.000 Kinder (überwiegend Knaben)
(Das Ministerium für Gesundheit und Frauenfragen schätzte die Zahl 1991 auf 30.000)

Taiwan
Schätzung der taiwanischen ECPAT-Gruppe: 70.000
(Eine Universitätsanalyse aus dem Jahre 1987 sprach von 100.000).

Thailand
Schätzung: 200.000 bis 250.000 Kinder (einschließlich ausländischer Kinder)
(Die Stiftung für Kinder schätzt die Zahl auf 800.000)
(Philip Guest vom Institut für Bevölkerung und Sozialforschung der Mahidol-Universität schätzt die Zahl der thailändischen Mädchen auf 30.000 bis 100.000)
(Die offiziellen Schätzungen von Regierungsseite gehen sehr weit auseinander)

Vietnam
Schätzung: 6.000
(4.000 unter 16 Jahre, nach Women's Union, 1992).

Weltweit
1988 berichtete die Regierung Norwegens den europäischen Justizministern, daß »jedes Jahr eine Million Kinder durch Entführung, Verkauf oder andere Machenschaften in den Sexmarkt hineingezwungen werden.«

Pädophile und Sextouristen

In den vergangenen drei Jahren hat ECPAT das Treiben von Pädophilen und Sextouristen in Asien verfolgt. In diesem Zeitraum konnten Namen und andere Details von 160 ausländischen Personen dokumentiert werden, die von asiatischer Polizei wegen des sexuellen Mißbrauchs von Kindern verhaftet wurden.

Die Ursprungsländer dieser 160 Männer:

USA	40
Deutschland	28
Australien	22
England	19
Frankreich	10
Japan	7
Kanada	7
Schweiz	5
Dänemark	4
Schweden	4
Österreich	3
Belgien	3
Niederlande	3
Norwegen	2
Spanien	1
Saudi-Arabien	1
Südafrika	1

In der ersten Hälfte des Beobachtungszeitraums ereigneten sich die meisten Fälle auf den Philippinen, in der zweiten Hälfte war ein Anstieg in Thailand und anderen Ländern zu beobachten.

Anmerkung: Diese Liste erfaßt nicht alle Fälle, die sich in jenem Zeitraum ereignet haben. Es sind nur die Fälle verzeichnet, die den Presseorganen interessant genug erschienen, um darüber zu berichten.

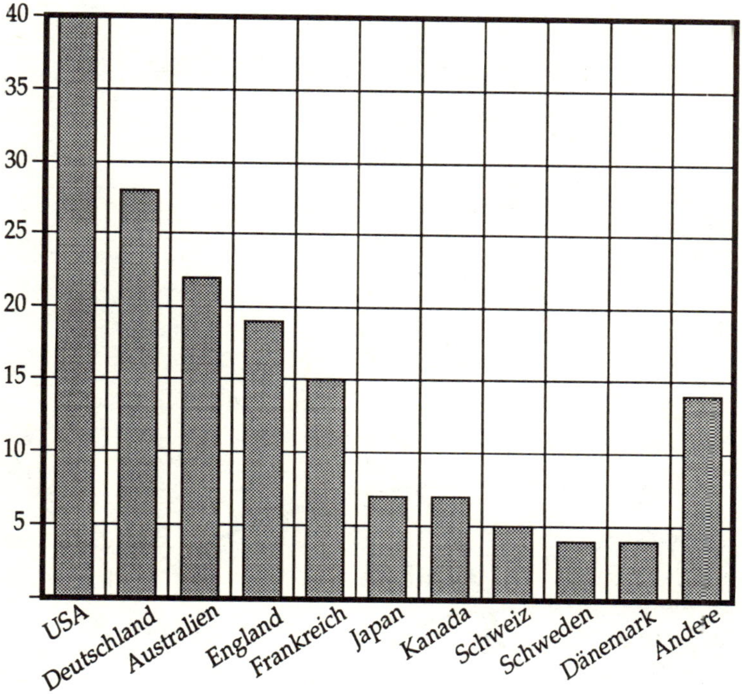

Von den 160 verhafteten Pädophilen
und Sextouristen waren 25% Amerikaner,
18% Deutsche, 14% Australier, 12% Briten
und 6% Franzosen

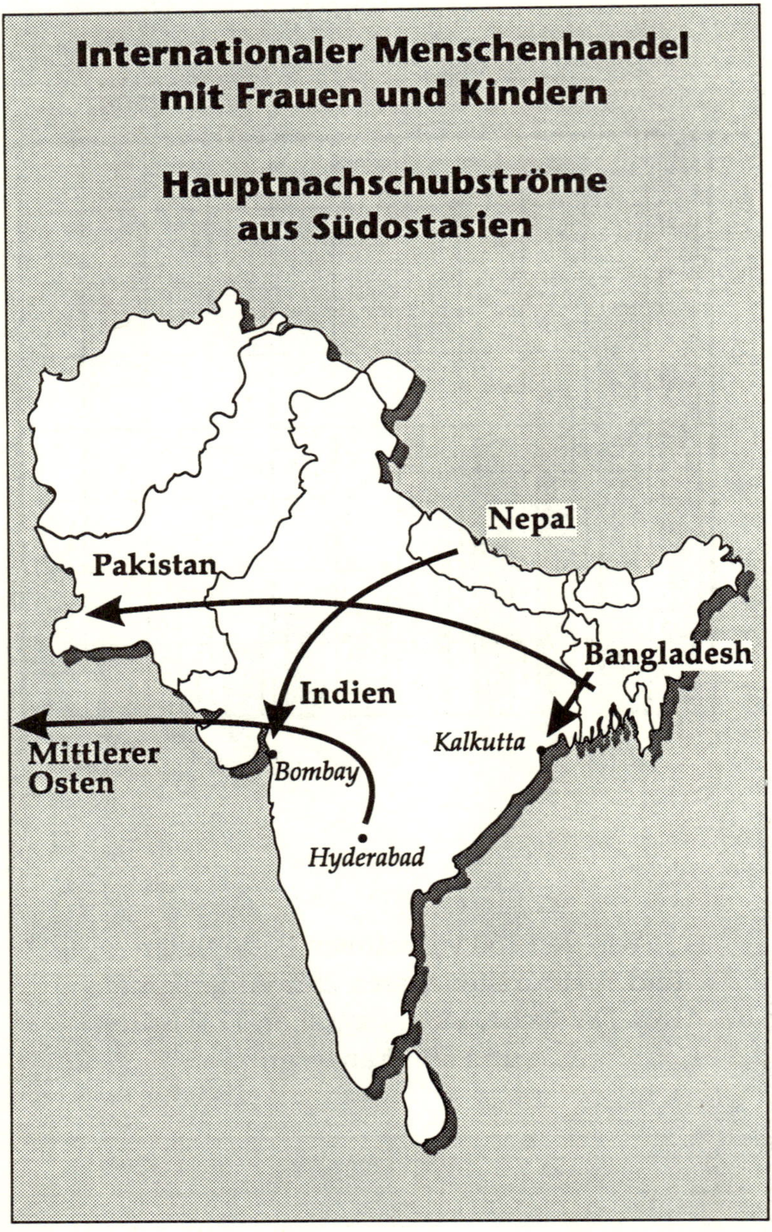
Internationaler Menschenhandel
mit Frauen und Kindern
Hauptnachschubströme
aus Südostasien
Nepal
Pakistan
Bangladesh
Indien
Kalkutta
Mittlerer
Osten
Bombay
Hyderabad

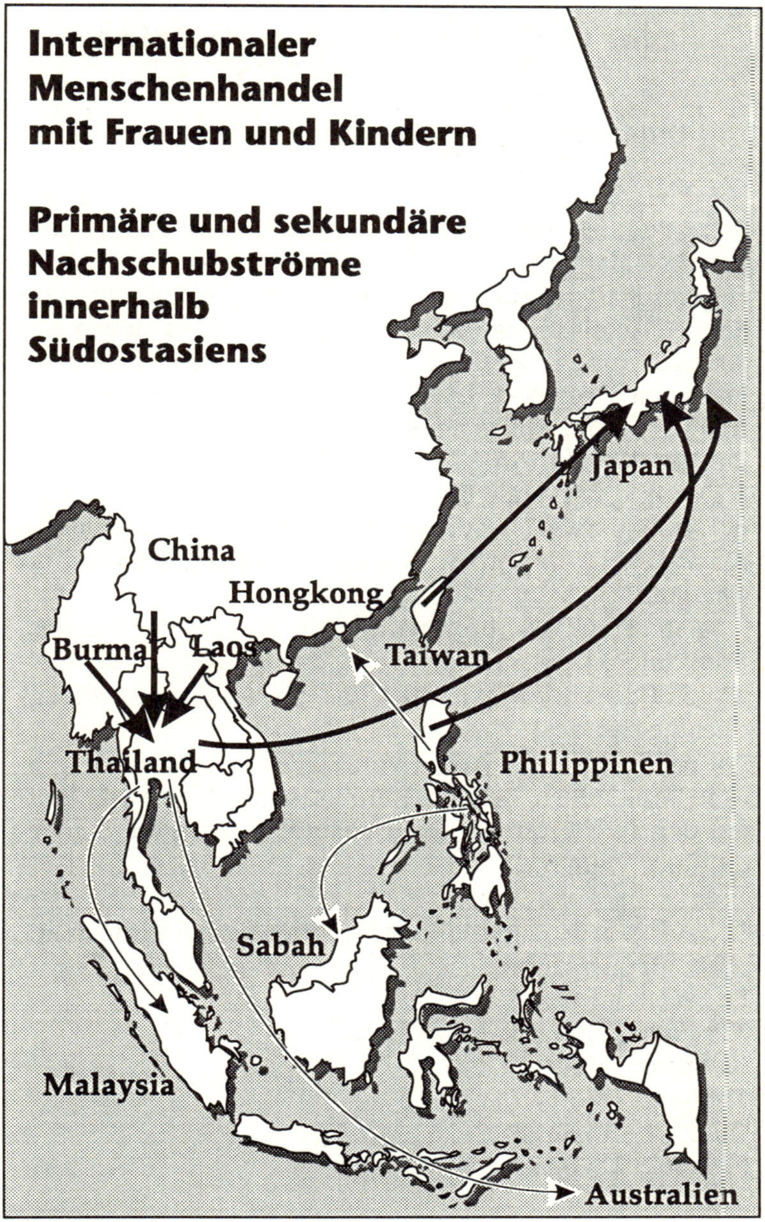
Internationaler
Menschenhandel
mit Frauen und Kindern
Primäre und sekundäre
Nachschubströme
innerhalb
Südostasiens
Japan
China
Hongkong
Taiwan
Burma
Laos
Thailand
Philippinen
Sabah
Malaysia
Australien

End Child Prostitution in Asian Tourism – ECPAT

Organisation zur Beendigung der Kinderprostitution im asiatischen Tourismus (ECPAT)

ECPAT wurde im Mai 1990 im Anschluß an eine Konferenz in Chiang Mai, Thailand, gegründet. Die ursprüngliche Geschäftsführung setzte sich aus Repräsentanten von neun Organisationen zusammen, von denen sieben aus Asien kommen. Die Geschäftsführung wurde 1993 auf elf Personen vergrößert. UNICEF und das Internationale Katholische Kinderbüro agierten von Beginn an als Berater der Geschäftsführung.

Das internationale Büro wurde 1991 in Bangkok eröffnet. Im gleichen Jahr öffneten ECPAT-nahe nationale Büros auf den Philippinen sowie in Sri Lanka, Taiwan und Thailand.

Weitere ECPAT-Büros wurden in Australien, Kanada, Frankreich, Deutschland, Japan, der Schweiz, den Vereinigten Staaten von Amerika und im Vereinigten Königreich gegründet.

Gruppen, die die Arbeit von ECPAT unterstützen, gibt es in Bangladesh, Belgien, Kambodscha, Dänemark, Indien, den Niederlanden, Neuseeland, Norwegen, Schweden und Vietnam.

Die Adresse des internationalen Büros und des Informationszentrums lautet:
ECPAT
328 Phaya Thai Road
Bangkok 10400
Thailand
Tel. (662) 215 33 88
Fax (662) 215 82 72

INFORMATIONSVERMERK ZUM 27. STRAFRECHTSÄNDERUNGSGESETZ – Kinderpornographie vom 23. Juli 1993 (BGB1. I S. 1346), in Kraft getreten am 1. September 1993

1. Handlungsbedarf:

a) Ziel des Gesetzes ist die Bekämpfung einer neuen Form sexuellen Mißbrauchs von Kindern, die sich durch den Videomarkt für *Kinderpornographie* in den letzten Jahren entwickelt hat. Videofilme, die vielfach von nahen Verwandten authentisch aufgenommen werden, zeigen oft kaum vorstellbare Perversionen des sexuellen Mißbrauchs von Kindern. Die Filme werden privat getauscht oder geschäftsmäßig verwertet. Dabei erfolgt der Vertrieb meist nicht über Videotheken und Sexshops, sondern überwiegend konspirativ über Chiffre-Anzeigen, Kontakte über Postfach und wohl auch BTX.
Mit dieser Problematik befaßte sich der überfraktionelle Entschließungsantrag „Maßnahmen gegen Kinderpornographie" (BT-Drucksache 12/709), der am 10. Oktober 1991 im Plenum des Deutschen Bundestages beraten wurde. Das 27. Strafrechtsänderungsgesetz knüpft an diesen Entschließungsantrag an, indem es die wichtigsten Forderungen auf dem Gebiet des Strafrechts umsetzt.

b) Das Gesetz greift außerdem eine andere neuartige Form des sexuellen Mißbrauchs von Kindern auf, die unter dem Begriff des sogenannten *„Kinder-Sex-Tourismus"* bekannt geworden ist. Urlauber suchen bewußt bestimmte Reiseziele, insbesondere in asiatischen Ländern, auf, um die dort bestehenden Angebote zur Befriedigung ihrer sexuellen Wünsche mit Kindern zu nutzen. Diesem Mißstand abzuhelfen, entspricht auch einer Forderung des Enquête-Kommission des Deutschen Bundestages „Gefahren von Aids und wirksame Wege zu ihrer Eindämmung" (BT-Drs. 11/7200 S. 13).

2. Bisher geltendes Recht:

a) Kinderpornographie

aa) Die Handlungen selbst, die in den kinderpornographischen Videos dargestellt werden, sind schon nach bisherigem Recht strafbar:
§ 176 StGB (Sexueller Mißbrauch von Kindern) und § 178 StGB (sexuelle Nötigung): Freiheitsstrafe bis zu zehn Jahren;
§ 177 StGB (Vergewaltigung): Freiheitsstraße von zwei bis zu fünfzehn Jahren.
Wer kinderpornographische Filme dreht oder drehen läßt, ist als Anstifter zum materiellen Mißbrauch oder als Mittäter ebenso zu bestrafen wie der Täter, der vor der Kamera agiert.

bb) Nach bisher geltendem Recht waren die Veröffentlichung und Verbreitung von Kinderpornographie sowie Vorbereitungshandlungen hierzu (herstellen, beziehen, liefern, vorrätig halten, anbieten, ankündigen u.a.) in § 184 Abs. 3 StGB mit Freiheitsstrafe bis zu einem Jahr oder Geldstrafe bedroht.
Besitz und Besitzerwerb waren straflos, soweit sie nicht eine Vorbereitungshandlung zur Veröffentlichung oder Verbreitung darstellten.
Die Einziehung kinderpornographischer Schriften war nur möglich, wenn festzustellen war, daß sie noch weiter verbreitet oder veröffentlicht werden sollten (§ 74 d StGB).

b) „Kinder-Sex-Tourismus“:
Nach der früheren Rechtslage wurden Taten von Deutschen im Ausland, die den Tatbestand des sexuellen Mißbrauchs von Kindern gemäß § 176 Absatz 1 bis 4 und 6 des Strafgesetzbuches erfüllten, nach deutschem Recht unter folgenden Voraussetzungen erfaßt:
- gemäß § 5 Nr. 8 StGB, wenn der Täter und das Opfer Deutsche waren und ihre Lebensgrundlage in der Bundesrepublik Deutschland hatten;
- gemäß § 7 Absatz 2 Nr. 1 StGB auch bei ausländischem Opfer, wenn die Tat auch am Tatort mit Strafe bedroht war.

Nicht erfaßt wurden demnach Taten von Deutschen im Ausland zum Nachteil ausländischer Kinder, wenn die Tat nach der ausländischen Rechtsordnung nicht mit Strafe bedroht ist. Dies war insbesondere dann der Fall, wenn die Schutzaltersgrenze des betreffenden ausländischen Rechts niedriger ist als die des deutschen Strafrechts. Die Schutzaltersgrenze des § 176 StGB liegt bei 14 Jahren.

3. Inhalt des Gesetzes:

Zur Ergänzung der Vorschriften des geltenden Rechts, die sich nicht als ausreichend wirksam erwiesen haben, sieht das am 1. September 1993 in Kraft getretene 27. Strafrechtsänderungsgesetz – Kinderpornographie – folgendes vor:

a) Bekämpfung der Kinderpornographie:
   - Der Strafrahmen für die Verbreitung von Schriften (auch Ton- und Bildträgern, Abbildungen und anderen Darstellungen), die den sexuellen Mißbrauch von Kindern zum Gegenstand haben, wird erhöht auf Freiheitsstrafe von drei Monaten bis zu fünf Jahren (§184 Abs. 3 StGB),
   - für Fälle gewerbs- oder bandenmäßiger Begehung – soweit die Schriften ein tatsächliches Geschehen wiedergeben – auf Freiheitsstrafe von drei Monaten bis zu fünf Jahren (§ 184 Abs. 4 StGB).
   - Der bisher straflose Besitz kinderpornographischer Darstellungen, die ein tatsächliches Geschehen wiedergeben, und die Besitzverschaffung werden mit Freiheitsstrafe bis zu einem Jahr oder mit Geldstrafe bedroht (§ 184 Abs. 5 StGB).
   - Anknüpfend an den Tatbestand des verbotenen Besitzes sowie der Besitzverschaffung wird die Einziehung kinderpornographischer Darstellungen zwingend vorgeschrieben (§ 184 Abs. 7 Satz 2 StGB).
   - Die Anwendung des Erweiterten Verfalls (§ 73 d StGB) auf gewerbs- oder bandenmäßige Verbreitung von Kinderpornographie wird vorgesehen (§ 184 Abs. 7 Satz 1 StGB) – d.h.: verbesserte „Gewinnabschöpfung“, wenn die Umstände die Annahme rechtfertigen, daß Gegenstände für rechtswidrige Taten oder aus ihnen erlangt sind.

Durch die Strafbarkeit des Besitzes soll künftig auch der bloße Konsument von Kinderpornographie, der letztlich durch die Nachfrage den Markt für solche Produkte schafft, zur Rechen-

schaft gezogen werden können. Hierdurch soll, ebenso wie durch den mit den höheren Strafdrohungen für die Verbreitung beabsichtigten Abschreckungseffekt und die obligatorische Einziehung, der Markt für kinderpornographische Produkte möglichst ausgetrocknet werden. Der Tatbestand des verbotenen Besitzes von Kinderpornographie wird jedoch auf solche Darstellungen beschränkt, die ein tatsächliches Geschehen wiedergeben. Darstellungsweisen, bei denen die Herstellung nicht mit dem tatsächlichen Mißbrauch von Kindern verbunden ist (zum Beispiel bei schriftlichen Texten, Zeichnungen, Gemälden), werden hierdurch aus dem Tatbestand ausgeschieden.
Um alle Erwerbshandlungen zu erfassen, die letztlich den Absatz von Kinderpornographie fördern, auch wenn sie noch nicht zum Besitz geführt haben, sind neben dem Besitz auch Handlungen, die der Besitzverschaffung dienen, in den Tatbestand aufgenommen worden. Eine Ausnahme ist insoweit lediglich für Handlungen vorgesehen, die ausschließlich der Erfüllung rechtmäßiger dienstlicher oder beruflicher Pflichten dienen.

b) Bekämpfung des „Kinder-Sex-Tourismus“:

§ 5 Nr. 8 StGB ist durch eine Streichung des einschränkenden Erfordernisses der deutschen Staatsbürgerschaft des Opfers dahingehend erweitert worden, daß alle Straftaten nach § 176 Abs. 1 bis 4, 5 Nr. 2 und Abs. 6 StGB (sexueller Mißbrauch von Kindern), die Deutsche im Ausland zum Nachteil auch ausländischer Kinder begehen, erfaßt werden. Ursprünglich lag zwar § 5 Nr. 8 StGB der Gedanke des Schutzes deutscher Kinder zugrunde (Schutzprinzip). Ausländische Kindern, an denen Deutsche entsprechende Handlungen im Ausland vornehmen, sind aber nicht weniger schutzwürdig.

Siebenundzwanzigstes Strafrechtsänderungsgesetz – Kinderpornographie – (27. StrÄndG)

Vom 23. Juli 1993

Der Bundestag hat das folgende Gesetz beschlossen:

Artikel 1
Änderung des Strafgesetzbuches

Das Strafgesetzbuch in der Fassung der Bekanntmachung vom 10. März 1987 (BGBl. 1 S. 945, 1160), zuletzt geändert durch Artikel 6 des Gesetzes vom 11. Januar 1993 (BGBl.1 S. 50), wird wie folgt geändert:

1. § 5 Nr. 8 wird wie folgt gefaßt:

   „8. Straftaten gegen die sexuelle Selbstbestimmung

   a) in den Fällen des § 174 Abs. 1 und 3, wenn der Täter und der, gegen den die Tat begangen wird, zur Zeit der Tat Deutsche sind und ihre Lebensgrundlage im Inland haben, und

   b) in den Fällen des § 176 Abs. 1 bis 4, 5 Nr. 2 und Abs. 6, wenn der Täter Deutscher ist und seine Lebensgrundlage im Inland hat".

2. In § 6 Nr. 6 wird der Angabe „§ 184 Abs. 3" die Angabe „und 4" angefügt.

3. § 184 wird wie folgt geändert:

   a) In Absatz 3 werden die Wörter „wird mit Freiheitsstrafe bis zu einem Jahr oder mit Geldstrafe bestraft" durch die Wörter „wird, wenn die pornographischen Schriften den sexuellen Mißbrauch von Kindern zum Gegenstand haben, mit Freiheitsstrafe von drei Monaten bis zu fünf Jahren, sonst mit Freiheitsstrafe bis zu einem Jahr oder mit Geldstrafe bestraft" ersetzt.

b) Nach Absatz 3 werden folgende Absätze 4 und 5 eingefügt:

„(4) haben die pornographischen Schriften (§ 11 Abs. 3) in den Fällen des Absatzes 3 den sexuellen Mißbrauch von Kindern zum Gegenstand und geben sie ein tatsächliches Geschehen wieder, so ist die Strafe Freiheitsstrafe von sechs Monaten bis zu fünf Jahren, wenn der Täter gewerbsmäßig oder als Mitglied einer Bande handelt, die sich zur fortgesetzten Begehung solcher Taten verbunden hat.

(5) Wer es unternimmt, sich oder einem Dritten den Besitz von pornographischen Schriften (§ 11 Abs. 3) zu verschaffen, die den sexuellen Mißbrauch von Kindern zum Gegenstand haben, wird, wenn die Schriften ein tatsächliches Geschehen wiedergeben, mit Freiheitsstrafe bis zu einem Jahr oder mit Geldstrafe bestraft. Ebenso wird bestraft, wer die in Satz 1 bezeichneten Schriften besitzt."

c) Der bisherige Absatz 4 wird Absatz 6. Ihm wird folgender Satz angefügt:

„Absatz 5 gilt nicht für Handlungen, die ausschließlich der Erfüllung rechtmäßiger dienstlicher oder beruflicher Pflichten dienen."

d) Nach Absatz 6 wird folgender Absatz 7 angefügt:

„(7) In den Fällen des Absatzes 4 ist § 73 d anzuwenden. Gegenstände, auf die sich eine Straftat nach Absatz 5 bezieht, werden eingezogen. § 74 a ist anzuwenden."

Das vorstehende Gesetz wurde am 23. Juli 1993 ausgefertigt und im Bundesgesetzblatt verkündet.

Strafgesetzbuch (Auszug)

§ 5. Auslandstaten gegen inländische Rechtsgüter. Das deutsche Strafrecht gilt, unabhängig vom Recht des Tatorts, für folgende Taten, die im Ausland begangen werden:

8. Straftaten gegen die sexuelle Selbstbestimmung

    a) in den Fällen des § 174 Abs. 1 und 3, wenn der Täter und der, gegen den die Tat begangen wird, zur Zeit der Tat Deutsche sind und ihre Lebensgrundlage im Inland haben und
    b) in den Fällen des § 176 Abs. 1 bis 4, 5 Nr. 2 und Abs. 6, wenn der Täter Deutscher ist und seine Lebensgrundlage im Inland hat;

§ 176. Sexueller Mißbrauch von Kindern. (1) Wer sexuelle Handlungen an einer Person unter vierzehn Jahren (Kind) vornimmt oder an sich von dem Kind vornehmen läßt, wird mit Freiheitsstrafe von sechs Monaten bis zu zehn Jahren, in minder schweren Fällen mit Freiheitsstrafe bis zu fünf Jahren oder mit Geldstrafe bestraft.

(2) Ebenso wird bestraft, wer ein Kind dazu bestimmt, daß es sexuelle Handlungen an einem Dritten vornimmt oder von einem Dritten an sich vornehmen läßt.

(3) In besonders schweren Fällen ist die Strafe Freiheitsstrafe von einem Jahr bis zu zehn Jahren. Ein besonders schwerer Fall liegt in der Regel vor, wenn der Täter
1. mit dem Kind den Beischlaf vollzieht oder
2. das Kind bei der Tat körperlich schwer mißhandelt.

(4) Verursacht der Täter durch die Tat leichtfertig den Tod des Kindes, so ist die Strafe Freiheitsstrafe nicht unter fünf Jahren..

(5) Mit Freiheitsstrafe bis zu drei Jahren oder mit Geldstrafe wird bestraft, wer
1. sexuelle Handlungen vor einem Kind vornimmt
2. ein Kind dazu bestimmt, daß es sexuelle Handlungen vor ihm oder einem Dritten vornimmt oder

3. auf ein Kind durch Vorzeigen pornographischer Abbildungen oder Darstellungen, durch Abspielen von Tonträgern pornographischen Inhalts oder durch entsprechende Reden einwirkt, um sich, das Kind oder einen anderen hierdurch sexuell zu erregen.

(6) Der Versuch ist strafbar; dies gilt nicht für Taten nach Absatz 5 Nr. 3.

§ 180. Förderung sexueller Handlungen Minderjähriger. (1) Wer sexuelle Handlungen einer Person unter sechzehn Jahren an oder vor einem Dritten oder sexuellen Handlungen eines Dritten an einer Person unter sechzehn Jahren

1. durch seine Vermittlung oder
2. durch Gewähren oder Verschaffen von Gelegenheit

Vorschub leistet, wird mit Freiheitsstrafe bis zu drei Jahren oder mit Geldstrafe bestraft. Satz 1 Nr. 2 ist nicht anzuwenden, wenn der zur Sorge für die Person Berechtigte handelt; dies gilt nicht, wenn der Sorgeberechtigte durch das Vorschubleisten seine Erziehungspflicht gröblich verletzt.

(2) Wer eine Person unter achtzehn Jahren bestimmt, sexuelle Handlungen gegen Entgelt an oder vor einem Dritten vorzunehmen oder von einem Dritten an sich vornehmen zu lassen, oder wer solchen Handlungen durch seine Vermittlung Vorschub leistet, wird mit Freiheitsstrafe bis zu fünf Jahren oder mit Geldstrafe bestraft.

(3) Wer eine Person unter achtzehn Jahren, die ihm zur Erziehung, zur Ausbildung oder zur Betreuung in der Lebensführung anvertraut oder im Rahmen eines Dienst- oder Arbeitsverhältnisses untergeordnet ist, unter Mißbrauch einer mit dem Erziehungs-, Ausbildungs-, Betreuungs-, Dienst- oder Arbeitsverhältnis verbundenen Abhängigkeit bestimmt, sexuelle Handlungen an oder vor einem Dritten vornehmen oder von einem Dritten an sich vornehmen zu lassen, wird mit Freiheitsstrafe bis zu fünf Jahren oder mit Geldstrafe bestraft.

(4) In den Fällen der Absätze 2 und 3 ist der Versuch strafbar.

Der Vertrag von terre des hommes mit bundesdeutschen Reiseveranstaltern

Auf der Basis des im folgenden abgedruckten Entwurfes schloß terre des hommes BRD e.V. in den vergangenen zwei Jahren mit zwölf deutschen Reiseveranstaltern Vereinbarungen zur Durchsetzung des Schutzes von Mädchen und Jungen vor sexueller Ausbeutung durch Touristen.

IKARUS-REISEN; TJAEREBORG; NUR; HETZEL-REISEN; TUI; STUDIOSUS; MEIER'S WELTREISEN; JAHN-REISEN; TRANSAIR; ITS; AGENTOUR und THR-TOURS gewährleisten, daß

- in den Vertragshotels das Verbot von Kinderprostitution durchgesetzt wird,

- sie ihre Kundinnen und Kunden über die Hintergründe und Auswirkungen von Kinderprostitution informieren und

- sie ihre Mitarbeiterinnen und Mitarbeiter im Hoteleinkauf und in der Reiseleitung entsprechend vorbereiten und schulen.

ENTWURF
einer bilateralen Vereinbarung zwischen terre des hommes Bundesrepublik Deutschland e.V. und Reiseveranstalter ...

Vorbemerkung:

Reiseveranstalter ... und terre des hommes stimmen darin überein, daß sexuelle Ausbeutung von Kindern in Fernreisedestinationen durch Touristen elementarste Kinderrechte verletzt und nicht länger als Kavaliersdelikt hingenommen werden kann. Sie beziehen sich dabei u.a. auf die Internationale Konvention über die Rechte des Kindes, wie sie 1989 von den Vereinten Nationen beschlossen wurde. In der Konvention, der auch die Bundesrepublik Deutschland beigetreten ist, verpflichten sich die Unterzeichnerstaaten, Maßnahmen zu ergreifen, „um zu verhindern, daß Kinder

a) zur Beteiligung an rechtswidrigen sexuellen Handlungen verleitet oder gezwungen werden;

b) für die Prostitution oder andere rechtswidrige sexuelle Praktiken ausgebeutet werden;

c) für pornografische Darbietungen und Darstellungen ausgebeutet werden."

Die Vereinbarung wird mit dem Ziel geschlossen, durch geeignete Maßnahmen zur Verhinderung von Kinderprostitution im Rahmen von Reisen deutscher Touristen beizutragen. Zur Erreichung dieses Zieles ergreifen beide Vereinbarungspartner alle ihnen möglichen Maßnahmen und verpflichten sich zu gegenseitiger Information und Zusammenarbeit.

1
Der Reiseveranstalter verpflichtet sich, alle Möglichkeiten zu nutzen, dazu beizutragen, in Fernreisedestinationen an der Durchsetzung des Verbotes von Kinderprostitution mitzuwirken.

1.1
Der Reiseveranstalter verpflichtet alle Vertragshotels, dafür Sorge zu tragen, daß Kinderprostitution in den Räumlichkeiten und auf dem Gelände des Hotels nicht möglich ist.
Werden dem Reiseveranstalter oder terre des hommes Fälle von Kinderprostitution in einem Vertragshotel bekannt, so findet eine Überprüfung statt. Führt diese Überprüfung zu dem Ergebnis, daß tatsächlich Kinderprostitution stattgefunden hat, so kündigt der Reiseveranstalter seinen Vertrag mit dem entsprechenden Hotel.

1.2
Der Reiseveranstalter verpflichtet sich, Informationen über die Auswirkungen von Kinderprostitution an alle Reisenden in die entsprechenden Destinationen weiterzugeben. Dies erfolgt durch:

- Anschreiben an die Vertragshotels, in dem die Konsequenzen von Kinderprostitution in Reiseveranstalter ... Vertragshotels verdeutlicht werden;

- Aufnahme des Themas Kinderprostitution in Verhaltensregeln für Touristen;

- Verbreitung eines Faltblattes mit dem Text des von terre des hommes vorgelegten Entwurfes an alle Reisenden der Buchung.

1.3
Der Reiseveranstalter verpflichtet sich, seine Mitarbeiterinnen und Mitarbeiter über das Thema Kinderprostitution zu informieren und über Möglichkeiten zur Einschränkung/Beseitigung dieses Mißstandes aufzuklären. Dies gilt insbesondere für Mitarbeiterinnen und Mitarbeiter im Hoteleinkauf und in der Reiseleitung.

1.4
Der Reiseveranstalter verpflichtet sich, grundsätzlich das Einverständnis von terre des hommes einzuholen, bevor er in Werbe- und Informationsmedien den Namen terre des hommes benutzt
Darüberhinausgehende öffentliche Äußerungen zum Themenbereich müssen vom Geister dieser Vereinbarung getragen sein.

2
terre des hommes verpflichtet sich, durch Öffentlichkeits- und Lobbyarbeit in der Bundesrepublik sowie durch die Unterstützung seiner Partner in den betroffenen Ländern an der Durchsetzung des Verbotes der Kinderprostitution mitzuwirken.

2.1
Im Rahmen seiner Öffentlichkeitsarbeit zum Thema Kinderprostitution wird terre des hommes darauf hinweisen, daß der Reiseveranstalter sich bereiterklärt hat, an der Durchsetzung des Verbotes von Kinderprostitution mitzuwirken.

2.2
terre des hommes stellt dem Reiseveranstalter Informationsmaterialien zum Thema Kinderprostitution zur Verfügung, und zwar sowohl zur Information der Reisenden als auch zur Information und Weiterbildung der Mitarbeiterinnen und Mitarbeiter des Reiseveranstalters.

2.3
terre des hommes bietet dem Reiseveranstalter Beratung bei der Konzipierung weiterer Maßnahmen gegen Kinderprostitution an.

2.4
terre des hommes wirkt mit der Überprüfung der Einhaltung des Verbotes von Kinderprostitution in den Vertragshotels.

3
Beide Vereinbarungspartner stimmen darin überein, daß kein über die Bekämpfung der Kinderprostitution hinausgehendes Interesse daran besteht, die Zusammenarbeit zu vermarkten.

4
Aus dieser Verpflichtung resultieren keine finanziellen Verpflichtungen der Vereinbarungspartner gegeneinander. Die Finanzierung gemeinsamer Aktivitäten bedarf gesonderter Absprachen.

5
Die Vereinbarung tritt unmittelbar mit Unterzeichnung durch beide Vertragsparteien in Kraft und gilt bis zum 31.03.1996.

5.1
Über eine Verlängerung der Vereinbarung ist drei Monate vor Ablauf der Vereinbarungsfrist zu entscheiden.

6
Beide Vereinbarungspartner erhalten das Recht zur außerordentlichen Kündigung aus wichtigem Grund. Ein wichtiger Grund liegt insbesondere dann vor, wenn der andere Partner schuldhaft gegen eine von ihr in dieser Vereinbarung übernommene Verpflichtung verstößt und den Verstoß trotz Abmahnung mit angemessener Fristsetzung nicht innerhalb der gesetzten Frist abstellt.

7
Alle Änderungen und Ergänzungen dieser Vereinbarung bedürfen zu ihrer Wirksamkeit der Schriftform.

8
Als Gerichtsstand für alle Streitigkeiten aus oder in Verbindung mit dieser Vereinbarung wird das Landgericht Osnabrück vereinbart.

Materialien und Literatur

Deutsche Literatur und Materialien

Aids, Sex und Tourismus. Ergebnisse einer Befragung deutscher Urlauber und Sextouristen, D. Kleiber, M. Wilke, Schriftenreihe des Bundesministeriums für Gesundheit Band 33, Bonn, 1995

Alles käuflich? Kinder in der Prostitution, terre des hommes, Osnabrück, 2. Auflage, 1993, Bestellnummer f411.1155.01. Bezug: terre des hommes, Ruppenkampstr. 11 a, 49084 Osnabrück.

Dunkelziffer. Das geheime Geschäft mit der schmutzigen Pornographie Thönnisen, Ann und Meyer-Andersen, Klaus. Goldmann, 1990.

Frauenhandel in Deutschland, Tübinger Projektgruppe Frauenhandel 1989, Bonn, J.H.W. Dietz Nachf.

Gefühle kann man nicht kaufen. Das Buch zum Thema Jugendprostitution. Millhagen, Susann, Reinbek, 1986.

Gebrochene Rosen, Kinderprostitution und Tourismus in Asien, O'Grady, Ron. Horlemann-Verlag, Bad Honnef 1992.

Gebunden im Schweigen. Sex mit Kindern ist ein Verbrechen. Dokumentation der Schweizer Kampagne mit Referaten, Forschungsergebnissen etc., Basel 1993, 104 S. Bezug: Arbeitskreis für Tourismus und Entwicklung, Missionsstr. 21, CH - 4003 Basel, Tel. 0041/61-2614 742.

Kinder der Straße. Überleben in Südamerika. v. Dücker, Uwe, Frankfurt am Main, Fischer TB 11347, 1992. Education para todos, Eckgasse 5, 79336 Herbolzheim.

Kinder, sich sich verkaufen. Segeht, Uwe-Volker, Frankfurt/Main, 1980.

Kinder- und Jugendprostitution in der Bundesrepublik Deutschland. Jans, Bernhard, in: Nachrichtendienst des Deutschen Vereins für öffentliche und private Fürsorge, Heft 2, Frankfurt/Main, 1990.

„Kinder sind kein Gemüse, das man einfach kaufen und konsumieren kann – Tourismus und Kinderprostitution in Thailand", v. Krause, Juliane. In: N. Häusler, C. Kamp, P. Müller-Rockstroh u.a.: Unterwegs in Sachen Reisen. ASA Studien, Saarbrücken, Breitenbach 1993, S. 333 - 354.

Ökumenische Dekade – Solidarität der Kirchen mit Frauen (1988-1998) Westfälische Arbeitsstelle, (Hg): Dekade Materialien 3 Thema: Mädchen. Soest 12/1991.

Prostitutionstourismus nach Sri Lanka und auf den Philippinen, Vereinigte Evangelische Mission 1993, Mitarbeiterbrief/Materialmappe, Wuppertal 1993.
Bezug: Vereinigte Ev. Mission, Postfach 201 233, 42212 Wuppertal oder Südwind e.V., Lindenstr. 58 - 60, 53721 Siegburg.

Pressedokumentation Kinderpronographie 1990-1992. Hrsg. vom Archiv für Sozialpolitik e.V., Frankfurt/Main, 1993.

Tourismus, Prostitution, AIDS, Maurer, Mechthild, Zürich, Rotpunktverlag 1991.

Tourismus, Prostitution, Entwicklung. Dokumente. Hrsg. Zentrum für Entwicklungsbezogene Bildung (ZEB), 1983

Tourismus und Kinderprostitution, epd-Dokumentation Nr. 8/91. Länderberichte aus Süd- und Südostasien: Thailand, Philippinen, Sri Lanka, Indien. Frankfurt 1991. (vergriffen).

Verführung oder Ausbeutung? Vorläufige Einsichten zur Prostitution von Kindern und Jugendlichen. Stallberg, Friedrich W., Hamm, 1989.

Verlorene Kindheit; Jungen als Opfer sexueller Gewalt. Glöer, Nele und Schmiedekamp-Böhler, Irmgard, Kunstmann, München 1990. (Sexuelle Gewalt gegen Kinder in Deutschland)

Väter als Täter. Sexuelle Gewalt gegen Mädchen. Kavemann, Barbara und Lohstöter, I., Reinbek, 1984. (Sexuelle Gewalt gegen Kinder in Deutschland)

Ware Liebe, Regula Renschler u.a., Wuppertal 1991, 3. erw. Aufl., Peter Hammer Verlag.

Wo das Lächeln weint. Bezahlte Liebe in Thailand. Rex-Verlag. Luzern-Stuttgart, 1990. (Roman)

Materialien der Kampagne gegen Kinderprostitution

Kinderprostitution und Tourismus. Die deutsche Kampagne gegen Kinderprostitution im Sextourismus 1991-1994, Hrsg. Kampagne gegen Kinderprostitution im Sextourismus, 1995

Prostitutionstourismus nach Sri Lanka und auf die Philippinen. Mitarbeiterbrief/Materialmappe. Hrsg. Vereinigte Evangelische Mission, Wuppertal 1993

Rechtlicher Schutz von Kindern vor sexueller Ausbeutung Kritik und Reformvorschläge. Burgsmüller, Claudia, Osnabrück, 1992.

Sanfte Stärke. Frauen in Thailand. Bischöfliches Hilfswerk Misereor e.V. (Hrsg.), Mozartstr. 9, 52064 Aachen, 1991.

Sextourismus und „Dritte Welt“. Standpunkte 1/95. Hrsg. Vehement e.V., Köln, 1995

Sextourismus und Kinderprostitution. Dokumentation der Arbeitstagung der Kampagne gegen Kinderprostitution vom 29.11. bis 01.012.1991, Osnabrück 1992.

Englische Literatur zu Kinderprostitution

Caught in Modern Slavery: Tourism and Child Prostitution in Asia, Ecumenical Coalition on Third World Tourism, Bangkok 1990. (Länderberichte und Dokumentation der Referate bei der Gründungsversammlung von ECPAT-International.)

An Evil Under The Sun. The Sexual Exploitation of Children in Sri Lanka. Hrsg. PEACE, edited by Maureen Seneviratne, Colombo 1994

Sale of Children, Muntaborn, Vivit. Report submitted by the author as Special Rapporteur to the Commision of Human Rights, 48. session, Genf, Jan. 1992, 83 S. (Allgemein gehaltener Bericht für den „Economic and Social Council" der Vereinten Nationen über Kinderhandel, Kinderpornographie, Kinderprostitution weltweit. Länderstudie zur Situation in Brasilien)

The Sexual Exploitation of Children – Field response. ICCB, Genf 1991

The Trafficking of Children For Prostitution in Thailand, Centre for the Protection of Children's Rights. The Northern Connection-Cutting the Supply Lines. Bangkok 1991, 22 S.
Studie über den Handel mit Kindern aus Burma und China in die Prostitution nach Thailand. Analyse der Ursachen für diesen Handel.

Child Molesters: A Behavioral Analysis. For Law-Enforcement Officers Investigating Cases of Child Sexual Exploitation. National Center for Missing and Exploited Children, 15 S., April 1987. (Eine psychologische Charakterisierung und Typisierung von Männern, die Kinder sexuell mißbrauchen.)

Filme/Videos zu Kinderprostitution

Broken Buds – Kinderprostitution in Sri Lanka, Film der nationalen Kampagne gegen Kinderprostitution in Sri Lanka, P.E.A.C.E., hergestellt in Sri Lanka, 1992, Englisch, Dauer 15 Min.

Exotisch, erotisch und treu – Bilder thailändischer Frauen. In: Gott und die Welt, (Misereor), Heinrich Büttgen TV ARD 15.02.1991, 30 Min.

Die Gehsteige in Manila – Rundschau. Hintergründe und Lebensberichte von Kindern, Vorstellung von Selbsthilfeprojekten u.a. von PREDA von Father Shay Cullen. TV DRS 07.05.1982, 40 Min.

Kinderprostitution in Thailand – Film of the Center for Protection of Children Rights, Bangkok/Thailand, hergestellt in Thailand, 1991, Englisch, Dauer 20 Min.

Das Kreuz mit der Moral Katholische Sexualethik heute, mit Terre des Femmes (Straßentheater über Frauenhandel) in: Kotext, ZDF 28.06.89, von Ulrike Baur, Dauer 30 Min.

Pornographie Prostitution Frauenhandel weltweit in: Spiegel Report TV-Spezial ARD 1993, Dauer 100 Min.

Die verkaufte Unschuld – Kinderprostitution in Thailand, Vorstellung des Hilfsprojektes von Pater Joseph Meyer. Manfred Rohde TV ZDF, 20.02.1991, 40 Min.

Vom Kinderhandel zum Kinderwunsch – Rundschau. Beispiele aus den Philippinen, Guatemala, Rumänien. TV DRS 29.05.1991, 45 Min.

Wir Kinder von Manila – Skizzen vom Babystrich, Kinderprostitution auf den Philippinen, ARD 7.10.93, Dauer 45 Min.

Filme und Diaserien

„Ermordet unsere Kinder nicht" – Dokumentation zur Situation in Recife, Brasilien. Hintergründe, Zusammenhänge, Bezug zu Sextourismus. Video VHS, ca. 30 Min.
(Verleih: HEKS-ausiovisuell, Stampfenbachstr. 123, CH - 8006 Zürich, Tel. 0041/01-3616 600)

Kinderarbeit und Sextourismus, 37 Dias
(Verleih: Terre des hommes, Postfach 4126, 49031 Osnabrück, Tel. 0541-7101 125).

Stadt der Engel. Tonbildschau über Sextourismus und (Kinder-)prostitution anhand der Situation in Bangkok, Thailand. Hergestellt in Zusammenarbeit mit thailändischen Frauengruppen. Bangkok 1988, Max Ediger. (Bezug: ZEB/FFT, Nikolaus-Otto-Str. 13, 70771 Leinfelden-Echterdingen, Tel. 07 11/79 89-281).

„Wir möchten noch viel lauter sein" – Wie Mädchen und Frauen ihre Erfahrung mit sexuellem Mißbrauch verarbeiten. Berichte von Betroffenen in Deutschland. 1991, 58 Min. (Verleih: Medienwerkstatt Freiburg, Konradstr. 20, 79100 Freiburg, Tel. 0761-709757).

Adressen

Ansprechpartner zum Thema Kinderprostitution im Zusammenhang mit Tourismus

End Child Prostitution in Asian Tourism (ECPAT)
328 Phayatai Road
Bangkok 10400
Thailand

Deutsche Arbeitsgemeinschaft gegen
Kinderprostitution im Sextourismus
c/o Terre des Femmes e.V.
Postfach 2565
D-72015 Tübingen

Arbeitsgemeinschaft gegen Kinderprostitution
Postfach 5101
CH-3001 Bern

Das Symbol von ECPAT ist eine gebrochene Rosenknospe.

Die Rose ist eine Blume Asiens und stammt ursprünglich aus China, doch heute ist sie in der ganzen Welt verbreitet.

Stärker als die meisten anderen Blumen entschädigt die Rose für alle sorgfältige Pflege und Fürsorge durch ihre Pracht.

Die zarten Knospen sind zerbrechlich und können leicht abfallen.

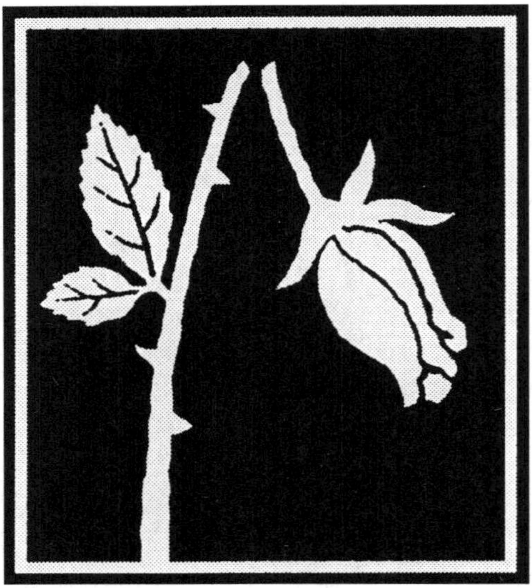

Ein Leichtes,
die zarte Knospe zu brechen;
der Boden
neue Blüten nährt.